足腰ひざの痛みが消える ゆるかかと歩き

ネイティブウォーキング協会代表
中島武志 著
医師
佐々木政幸 監修

あさ出版

こんなお悩み、ありませんか？

「外反母趾が痛い」

「歩くとなぜか腰が痛くなる」

「足の横幅が広くて合う靴がない」

「O脚を治したい」

「歩くとひざが痛い」

「肩こりがひどい」

「姿勢が悪い」

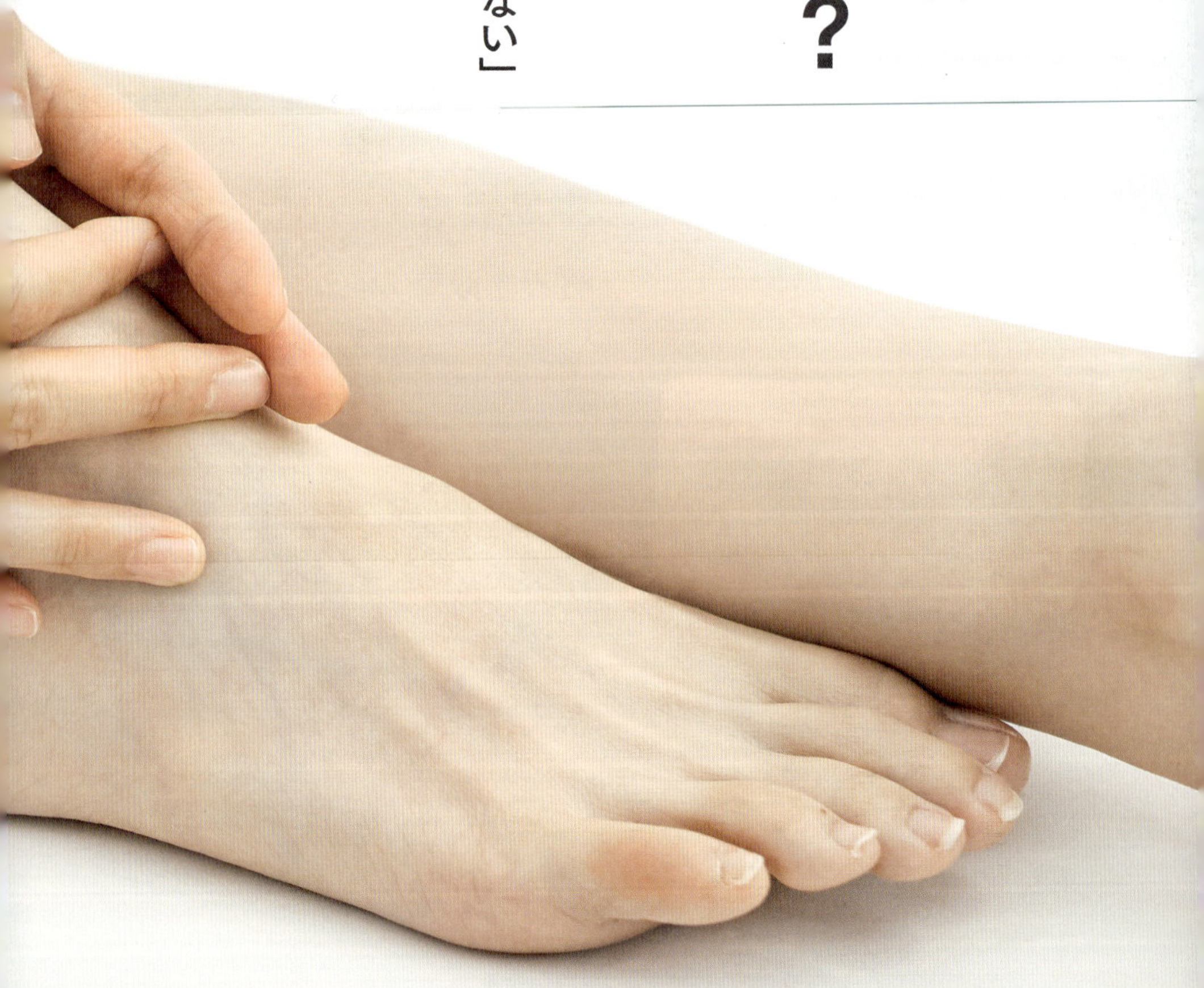

「足が疲れやすくて
長時間歩くことができない」

これらの悩みを
改善する歩き方があります。
「歩き方で治るはずがない」と
思われるでしょう。
にわかには信じられない
かもしれませんが、
そんな歩き方が、実際にあるのです。
本書で紹介する
「ゆるかかと歩き」は、
足はもちろん、体の様々な悩みを
解決へと導きます。

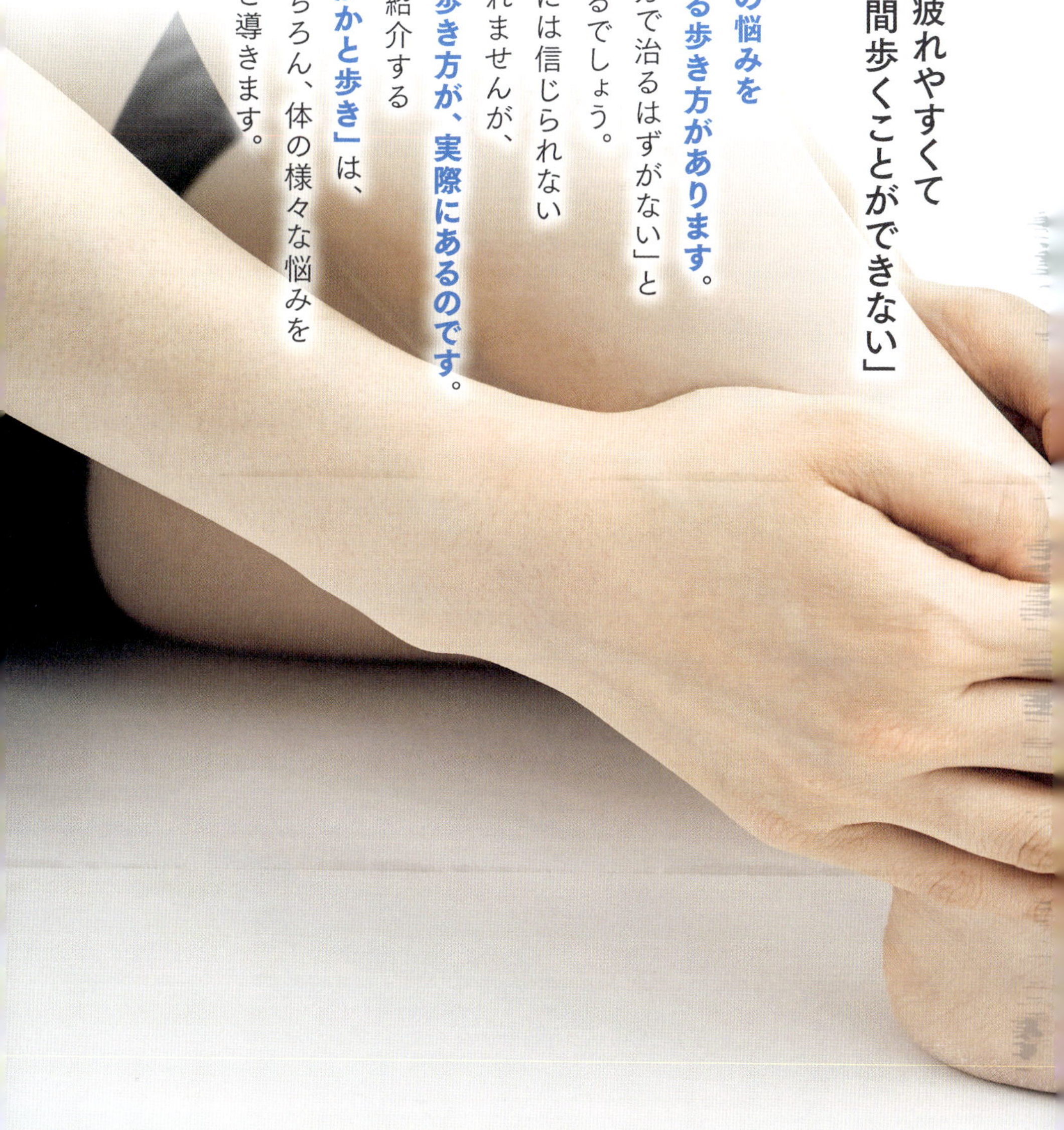

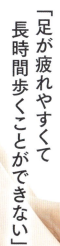

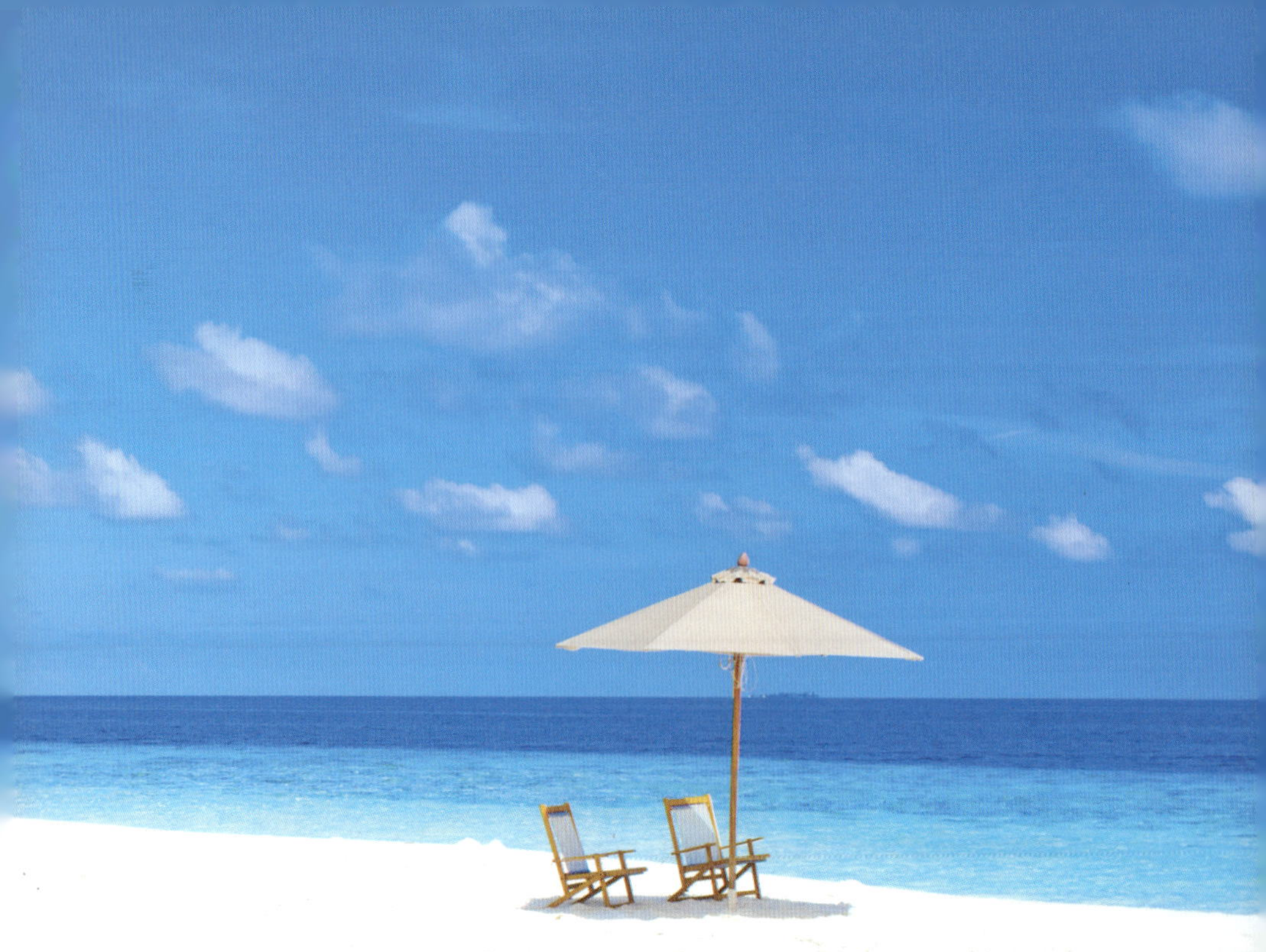

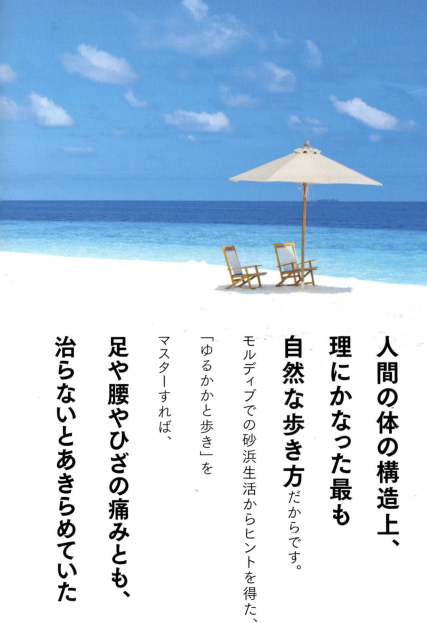

なぜなら、「ゆるかかと歩き」は

人間の体の構造上、

理にかなった最も

自然な歩き方だからです。

モルディブでの砂浜生活からヒントを得た、

「ゆるかかと歩き」を

マスターすれば、

足や腰やひざの痛みとも、

治らないとあきらめていた

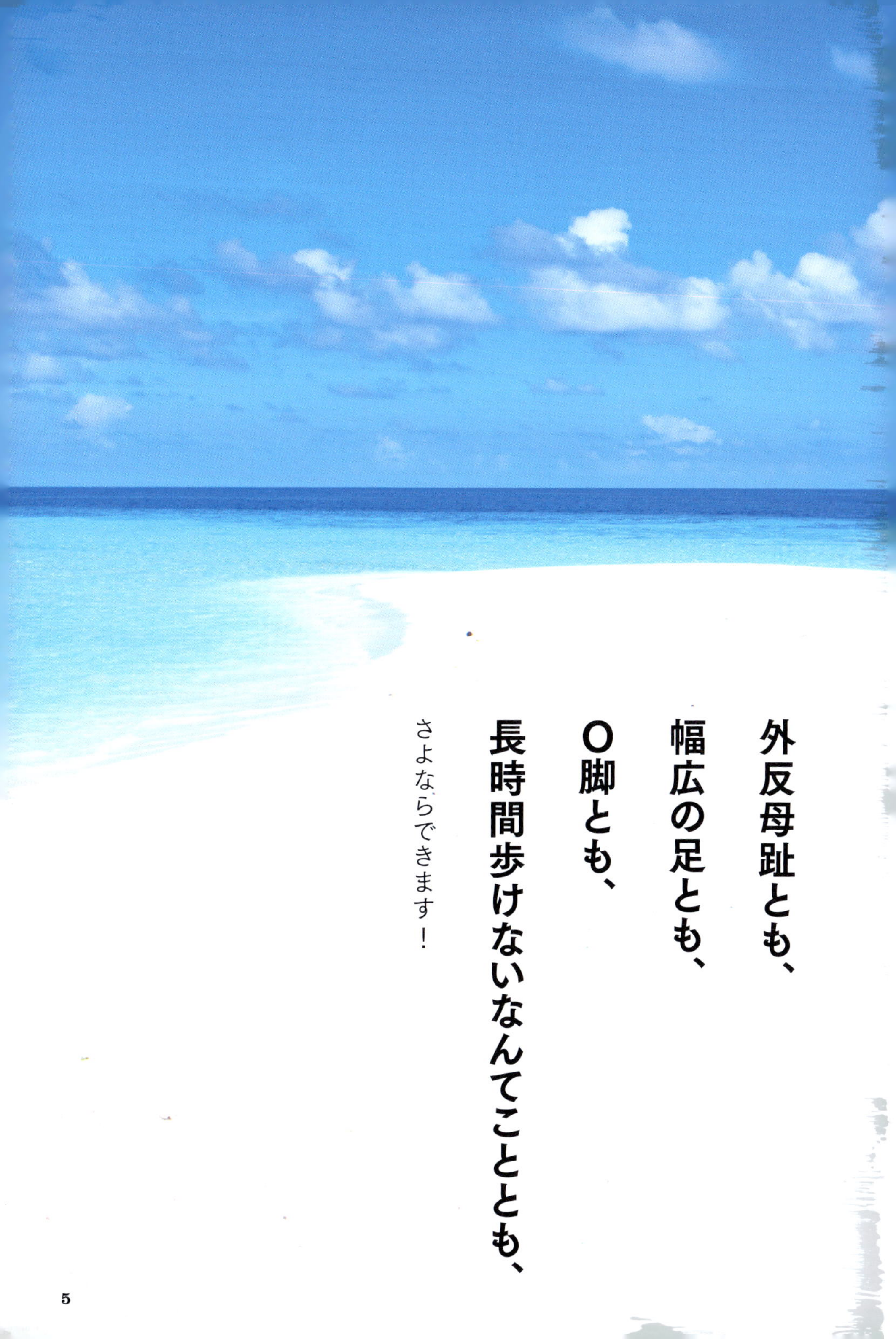

外反母趾とも、
幅広の足とも、
O脚とも、
長時間歩けないなんてこととも、

さよならできます！

はじめに

いきなりですが、質問です。

「毎日を健康で楽しく過ごすために、一番大切な体の箇所はどこだと思いますか？」

「心臓が止まったら死んでしまうから、心臓！」という人や、
「目が見えなければ何もできないから、目だと思う」という人も、
いらっしゃるかもしれませんね。
いろいろな答えがあると思います。どれも間違いではないでしょう。
しかし、私は、**「足」が一番大切な箇所**だと思っています。
それはなぜか。
今、あなたの思う「健康的な生活」「元気で楽しい生活」を、
頭の中で想像してみてください。

その想像の中には、**「自分の足で歩ける」**というのは当たり前のこととして、組み込まれているのではないでしょうか。

好きなときに、好きなところに、自分の足で行くことができる。

やりたいと思った趣味やスポーツに、不安なく挑戦できる。

買い物や旅行のときはもちろん、
毎日の生活でも足が疲れたり、痛んだりすることがない。

そうなったとしても、ひと晩も寝れば回復する。

もしあなたの足が、一生そんな状態で過ごせるとしたら、
それはとても幸せなことだと思いませんか？


しかし、現実はどうでしょう。


「股関節が痛くて夜も眠れない」

「ひざがつらくて階段を上るのにひと苦労」

「外反母趾の痛みが苦痛で外出したくない」

など、足の「痛み」に悩む方は、たくさんいらっしゃいます。
それだけではありません。

「むくみがひどい」
「冷えがとれない」
「すぐに疲れる」
「魚の目が痛くて削るけど、削っても削ってもきりがない」
「巻き爪で手術を考えるほど困っている」

などの悩みから、

「O脚を治そうといろいろ試したが、どれも効果がない」
「太ももが太いのが恥ずかしくて、パンツがはけない」
「足の横幅が広く、靴を探すのが大変」

などの見た目に関する悩みまで含めると、ご自身の足の状態に悩む方は、
驚くほどの数に上るはずです。
しかも、それら足の症状は、慢性的に長く患っているものばかり。

どこに行って相談し、どう改善すればいいのかわからないようなものが、
とても多いと思います。
また、足の状態の良し悪しの影響は、足だけに留まりません。
足の状態が悪いことで、歩き方や立ち方が崩れ、
そのせいで腰痛や肩こり、首の痛みや偏頭痛などを引き起こしている方は、
実はとても多いのです。

いかがでしょうか。
健康で楽しく過ごしていくために、足がとても大切だという理由が、
ご理解いただけたのではないでしょうか。
足の状態を良くすることができれば、
あなたが今抱えている多くの悩みを解消することができるかもしれません。
上手くいけば悩みを一網打尽、お悩みの不調を、
「オセロ」のように全て良い状態にひっくり返すことも、夢ではないのです。
では、そんな良い足の状態は、どうやったら手に入るのでしょうか。

良い足の状態、つまり健康的な足は、その人の「歩き方」で決まります。

申し遅れました。私は一般社団法人ネイティブウォーキング協会という
歩行指導団体の代表で、歩行指導専門家の中島武志と申します。
新大阪に足専門の治療院を構えており、
日々、足に悩みを抱える多くの方々に、治療の他、歩き方の指導を行っています。
にわかには信じられないかもしれませんが、歩き方を改善するだけで、
肩こりや腰痛やひざ痛がなくなり、
姿勢や足（脚）の形がきれいになり、
外反母趾などの足の悩みが改善し、
歩くのがとても楽になります。

足だけでなく、体の様々な症状に効果的で、楽で安定感のある歩き方――。
それこそが、本書で紹介する**「ゆるかかと歩き」**です。

その効果は体験者が驚くほどで、口コミが口コミを呼び、今では患者さんだけでなく、全国からそのノウハウを知りたいと治療家の方々も訪ねてきてくださっています。


歩くことは、一生のことです。

歩き方さえ改善すれば、今後、あなたが足の痛みや症状に悩まされることはありません。

「ゆるかかと歩き」は、人生を変える歩き方と言っていいでしょう。


多くの人に、この「ゆるかかと歩き」を伝えたい。

そしてできるだけたくさんの人の悩みを解消したい。

そんな思いで本書を書きました。

「ゆるかかと歩き」が、あなたの人生のお役に立てれば幸いです。

ネイティブウォーキング協会代表
中島 武志

生まれつき左右の足の長さが違うため、幼いころから歩き方をからかわれてきました。この数年は股関節の痛みにも悩まされてきました。しかし、ゆるかかと歩きを始めてからは**股関節の痛みがいつの間にかなくなり、歩き方が自然になった**とも言われ、とてもうれしいです！

Kさん（30代・女性）

外反母趾とリウマチの併発で上手く歩けず、毎日うつになりそうなほど疲れていました。それが歩き方を変えるだけで、**歩くのが格段に楽になり、疲れは半分以下に！**もうよくならないと思っていた**外反母趾までよくなり、驚いています。**

Kさん（50代・女性）

体験者の声

足も体も若返る！

働き始めたころから、肩こりを感じないことはありませんでした。ゆるかかと歩きは、友人に紹介されて習ってみたのですが、**今まで何をしても消えることのなかった肩こりが、今はもうありません！**歩き方改善の効果を、多くの方が早く知ればいいのになと思っています。

Nさん（40代・女性）

立ち仕事ということもあり、**自分の脚を見るのも嫌なほどのむくみ**に悩んでいました。ここ数年は朝起きた時点で、すでにパンパン。それが、**歩き方を変えるだけで、こんなにほっそりするとは思いませんでした。**早く教えてほしかったです（笑）！

Nさん（40代・女性）

耐え難いほどの足の重さ、だるさに、せっかく就職した会社を辞めようかと思うほど、つらい毎日でした。

もしかして歩き方に問題があるのかもしれないと思い、ゆるかかと歩きを習うことに。

歩くってこんなに楽なことだったのかと衝撃です。今は毎日歩くのが楽しいくらいです。

Wさん（20代・男性）

長年、**ひざの痛み**に悩ませられ、手術に踏み切る直前に、孫にすすめられて歩き方を習うことにしました。

はじめは**「歩き方ぐらいで変わるものか」と思っていましたが、日を追うごとにどんどん痛みは軽減**。

手術もしなくてよくなり、すすめてくれた孫に感謝です。

Yさん（70代・女性）

ゆるかかと歩き

体は太っていないのに**足だけが太く、それが一番の悩み**でした。

軽い外反母趾もあって、ゆるかかと歩きを始めてみたのですが、期待していた外反母趾の改善はもちろん、**太ももが細く**なったことがすごくうれしかったです！

スリムなパンツを躊躇《ちゅうちょ》なく履けるようになりました！

Tさん（20代・女性）

ずっと**腰痛**に悩んでいましたが、毎日そばを打つので仕方がないと思っていました。

しかし、歩き方や立ち方自体に問題があることを指摘され、歩き方改善に取り組んでみました。

年数回は動けなくなるほどの痛みが出ていたのが、今ではうそのようです。

気づけて本当によかったです。

Kさん（40代・男性）

ゆるかかと歩きは

治療法のない外反母趾にも効果大！

※測定は一定の期間で切り取った経過です。ゆるかかと歩きを続けることで、より改善が見込まれます。

外反母趾セルフチェック法

❶ 足の外周をなぞり形をとる

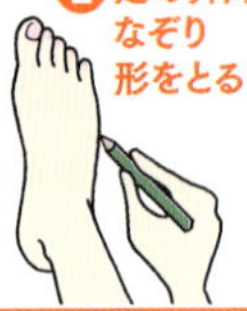

❷ イラストのように定規で2カ所に線を引き、交わった箇所の角度を測る

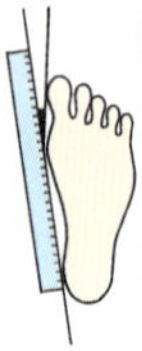

15°以上で外反母趾！

15°～19°	軽度外反母趾
20°～39°	中度外反母趾
40°以上	重度外反母趾

サイトでもチェックできます

外反母趾測定システム「フットアドバイザー」

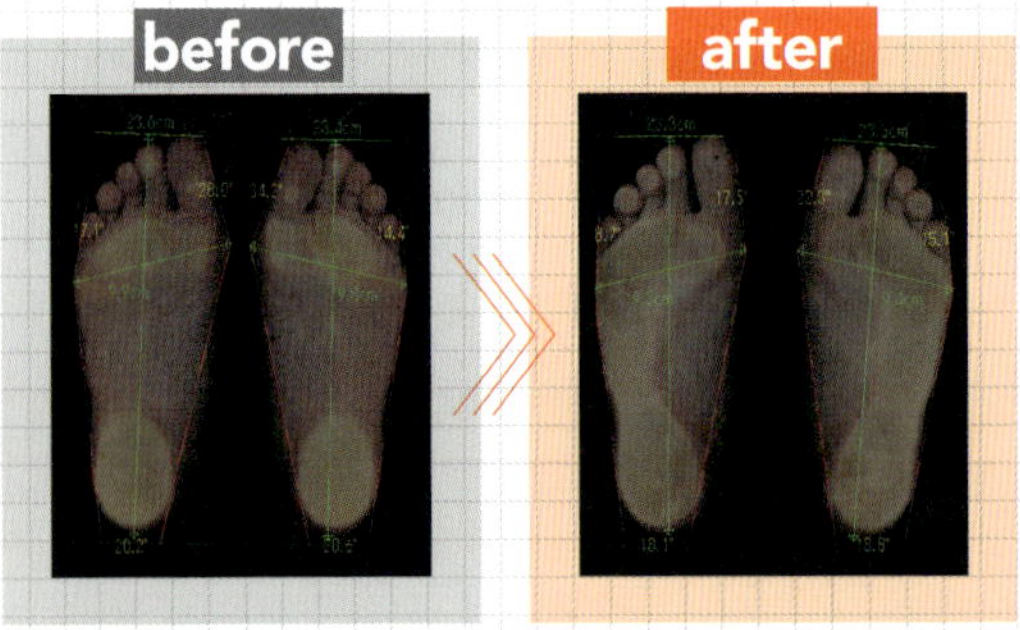

karte 1

Kさん（20代・女性）

毎日の通勤が苦痛なほど歩くことがつらく、仕事を辞めて在宅の仕事にしようかと悩むほどでした。外反母趾も痛く、太ももはパンパンに張っていました。そんな状態が、歩き方を変えて激変！　旦那さんにも驚かれるほど太ももはスッキリし、歩くのが全く苦にならなくなりました。おかげで、今も仕事を続けられています！

右拇指角度	左拇指角度	右足の幅	左足の幅
28.0°	34.2°	9.9cm	9.8cm
−10.5° ▶ 17.5°	−11.9° ▶ 22.3°	−0.6cm ▶ 9.3cm	−0.4cm ▶ 9.4cm

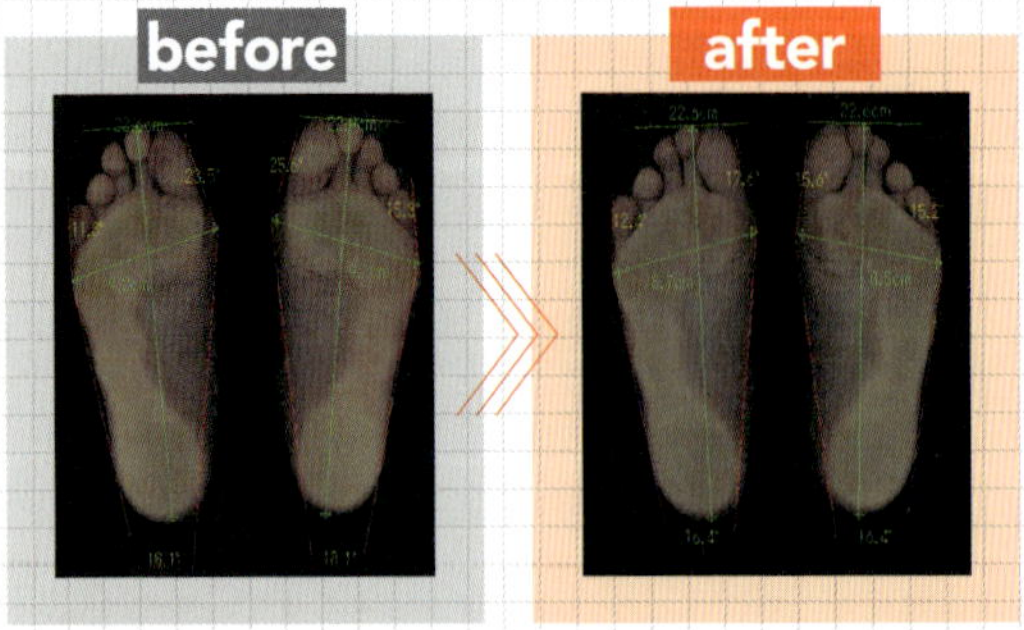

karte 2

Mさん（40代・女性）

ホールで配膳の仕事をしているのですが、一日の終わりには外反母趾が痛くてたまりませんでした。テーピングやサポーターをするも効果はゼロ。なのに、歩き方を変えただけでどんどん改善しました！　足の横幅も小さくなったことで、今まで履けなかった靴まで履けるようになってうれしいです！

右拇指角度	左拇指角度	右足の幅	左足の幅
23.5°	25.6°	9.2cm	9.1cm
−5.9° ▶ 17.6°	−10.0° ▶ 15.6°	−0.5cm ▶ 8.7cm	−0.6cm ▶ 8.5cm

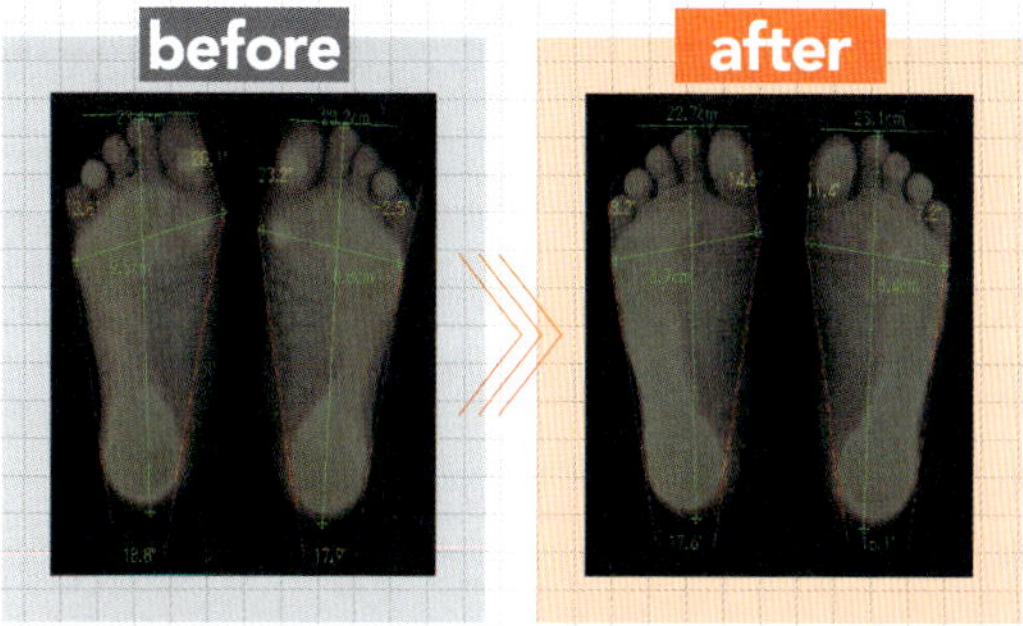

karte 3

Mさん（30代・女性）

小学生のころから外反母趾で、生まれつきだから仕方がないとあきらめていました。外反母趾が治る歩き方があると聞いて、半信半疑だったのですが、習ってみてその効果を実感。痛みは見事なくなり、両足とも角度が正常値になりました。あきらめないで本当によかったです。

右拇指角度	左拇指角度	右足の幅	左足の幅
28.1°	23.2°	9.5cm	8.8cm
−13.5° ▶ 14.6°	−11.8° ▶ 11.4°	−0.6cm ▶ 8.9cm	−0.4cm ▶ 8.4cm

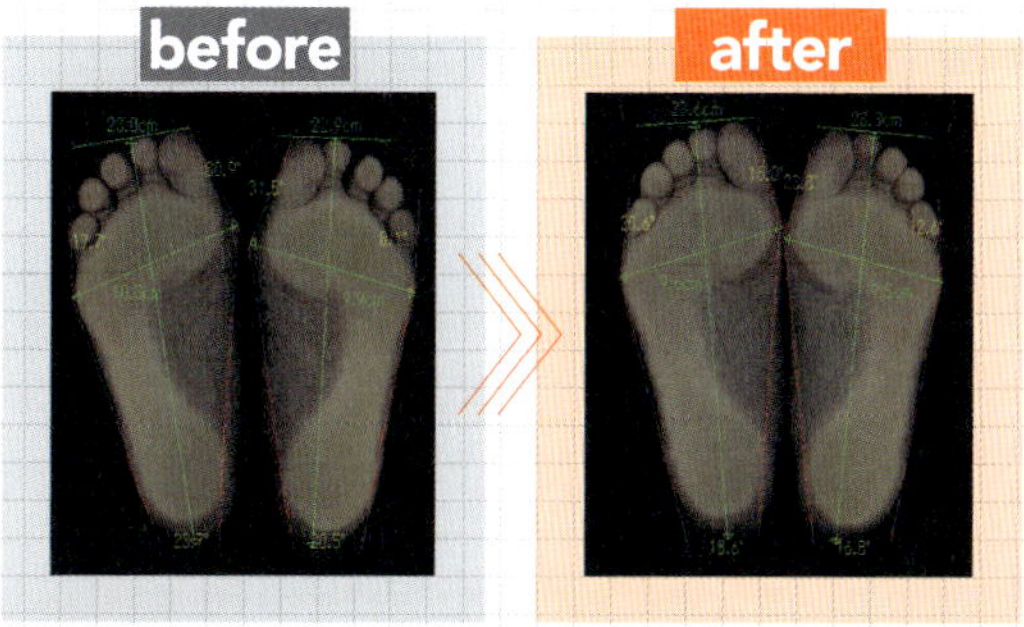

karte 4

Hさん（80代・女性）

それほど気にはしていませんでしたが、足の角度を測ってみると外反母趾でした。もう年だし、痛みもないしと積極的に治す気はなかったのですが、自分の足で歩くために、ゆるかかと歩きを習ってみました。すると、安定して歩けるようになり楽になったのはもちろん、期待していなかった外反母趾まで改善！　ひざや腰の痛みも気にならなくなりました。

右拇指角度	左拇指角度	右足の幅	左足の幅
30.9°	31.5°	10.3cm	9.9cm
−12.9° ▶ 18.0°	−7.7° ▶ 23.8°	−0.7cm ▶ 9.6cm	−0.4cm ▶ 9.5cm

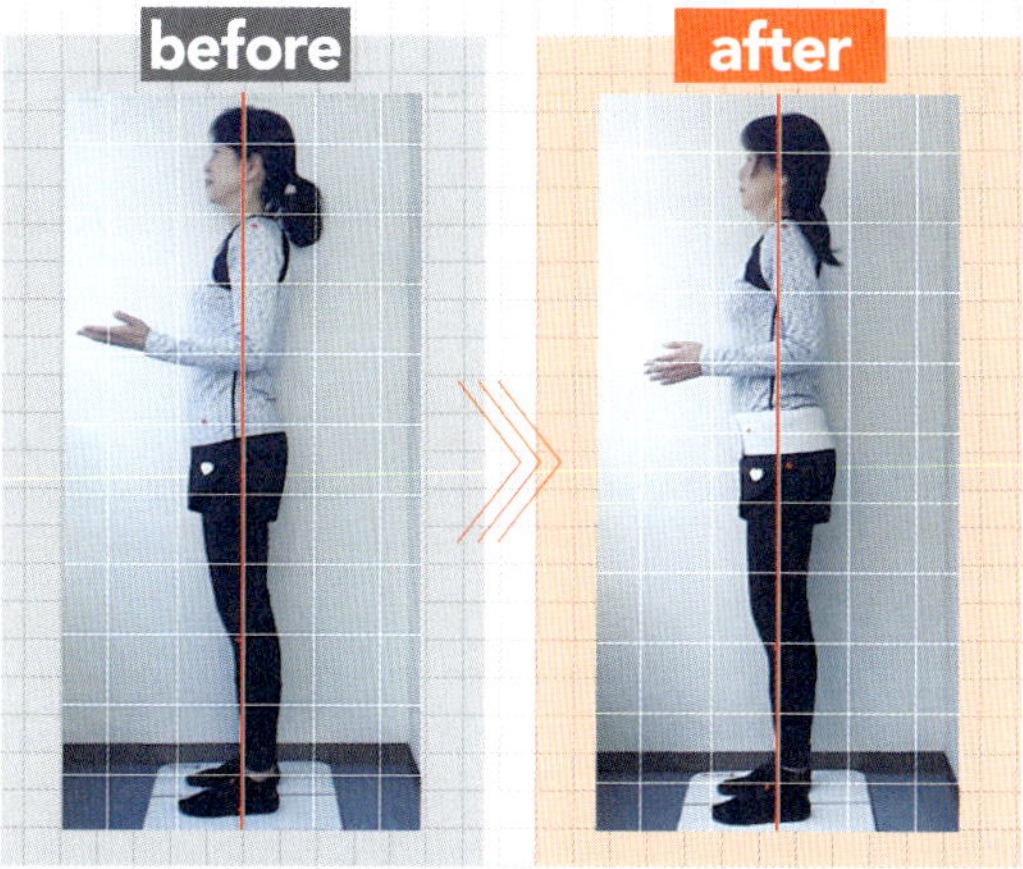

姿勢も改善！

Iさん（50代・女性）

beforeは、胸のトップよりおなかのほうが前に出てしまっています。反り腰のため、立っていても歩いていても、すぐに腰がつらくなっていたそうです。

afterは、胸のトップよりおなかが引っ込み、反り腰が改善されています。「いつの間にか腰痛も感じなくなってうれしいです！」。

ゆるかかと歩きを導入した施術院の

voice 先生方の声

理論的、医学的に
筋が通ったメソッド。
現場で歩き方指導をしてみると、
実際に多くの患者様の**痛みがすぐに軽減**しました。

カイロプラクター 金子優陽先生
（東京都／中央治療院）

知っているようで知らなかった、
足本来の動かし方のシステムが理論的で
納得できます。痛みや症状を
根本から改善できます。
歩き方の重要性を知りました。

柔道整復師 角谷徹先生
（神奈川県／ナチュラルフットワークよこはま）

私がずっと探し求めていた、理にかなった歩き方・足の使い方でした。
一人でも多くの足の症状で
お困りの方に、早く知って
いただきたいです。肩こりや腰痛の
症状改善にもつながります。

柔道整復師 田邊大輔先生
（大阪府／南花台田辺整体院）

外反母趾が歩き方で改善する
ということに、はじめは
半信半疑でしたが、しっかりと
裏付けされた理論に納得。
そして何よりもこの歩き方を
身につけた患者様から感激の
声を聞けてうれしいです！
もっと早く出会いたかったです！

柔道整復師 小山勝先生
（福岡県／コロコロフットケア北九州）

足病医学をもとに開発されたゆるかかと歩きは、私の常識を180度、覆すものでした。
実際にゆるかかと歩きを指導してみて、
外反母趾の痛みや角度が、歩き方で改善することを
目の当たりにしています。

柔道整復師 富永峯人先生（福岡県／フットケアーセンター福岡）

「ゆるかかと歩き」の指導を行っている
先生方の声を紹介します。

ゆるかかと歩きのメソッドに、目からうろこがポロポロ落ちました。
「歩くことはこんなにも軽く、痛みのないものなのですね」と
多くのクライアント様に喜ばれています。

セラピスト 堀晶子先生（東京都／Blissimo ナチュラルフットヘルス）

ゆるかかと歩きのメソッドは
感動ものです。
歩き方の改善で、
何をしてもダメだった私自身の
腰痛も改善しました。

カイロプラクター 小田恭輔先生
（福岡県／福岡ふっと）

足への負担が少ない
ゆるかかと歩きの効果に
衝撃を受けました。
多くの患者様の症状を、
根本から改善に導ける
ことが、とてもうれしいです。

柔道整復師 水野敦仁先生
（愛知県／キュア鍼灸接骨院）

ゆるかかと歩きは、
私が今までに学んできた
理論とは真逆のものでした。
ゆるかかと歩きで外反母趾や
ひざの痛みが改善したことで、
これまでが間違っていた
ことを実感しました。全身の様々な
症状で悩まれている方に、
この歩き方が早く広まればと
思っています。

柔道整復師 山本剛史先生
（兵庫県／足美人LABO）

ゆるかかと歩きのメソッドを知り、
「こういうことだったのか！」と、
今までの足に対しての
疑問が解けました。
今までどうしても
治りきらなかった
患者様の足の症状が、
目に見えて
どんどんよくなっています！

整体師 水野和維先生
（北海道／アルケール整体院）

足・腰・ひざの痛みが消える ゆるかかと歩き

contents

はじめに……6
足も体も若返る！ ゆるかかと歩き体験者の声……12
ゆるかかと歩きは治療法のない外反母趾にも効果大！……14
ゆるかかと歩きを導入した施術院の先生方の声……16

chapter 1
あなたの健康は「歩き方」で決まる

モルディブで出会ったゆるかかと歩き……24
「歩く距離」より「歩き方」……28

歩き方を変えれば、体が変わる……32
歩き方が崩れる5つの要因……34
1. 靴
2. 趣味・スポーツ
3. 仕事
4. ケガ
5. 間違った情報
column 足に関するよくある勘違い❶「魚の目・タコ」……45

chapter 2 こんなにすごい！ゆるかかと歩きの効果

人間の最も自然な歩き方「ゆるかかと歩き」……48
ゆるかかと歩きで効果が出るのはなぜなのか……52

contents

重心の位置を変えれば、足は驚きの軽さに……55
太ももが細くなり、お尻も引き締まる……60
足幅が締まって小さくなる……64
土踏まずを使いこなせば、痛み知らずの足へ……68
外反母趾の痛みも形も大幅改善……72
肩こり・腰痛も解消！　正しい姿勢は「足」から作る……76
column 足に関するよくある勘違い❷「むくみ」……79

chapter 3
今日からできる！ ゆるかかと歩きの方法

正しい立ち方を身につける……82
「ゆるかかと歩き」を身につける……88
ゆるかかと歩きトレーニング……92

かかとだけ歩き
二段階歩き
ニーレイズ（もも上げ）
円描き歩き
タオル蹴り歩き
外側重心の感覚を身につける……97
column 足に関するよくある勘違い③「O脚」……102

chapter 4 ゆるかかと歩きをもっと知る

ゆるかかと歩きのうれしい効果……106
よくある質問① ハイヒールでも、ゆるかかと歩きはできますか？……113
よくある質問② 幼い子どもや高齢者でも、ゆるかかと歩きはできますか？……116

contents

よくある質問❸ ゆるかかと歩きでも、大股で歩いたり早歩きはできますか？……118
よくある質問❹ 生まれつきの外反母趾や事故によるひざの痛みなどにも効きますか？……120
よくある質問❺ ゆるかかと歩きをしても、足に痛みがあります。なぜでしょうか？……122
おわりに……124
「ゆるかかと歩き」施術院一覧……126

本文デザイン
野口佳大
モデル
道明寺アヤカ
（株）Aegis inti
撮影
ジョン
（写真日和）
本文イラスト
種田麻衣子
校正
鴎来堂

chapter 1

あなたの健康は「歩き方」で決まる

1 モルディブで出会ったゆるかかと歩き

私は治療家として、これまで多くの患者さんの足の痛みを取り除きながら、その度に、このままできるだけ長く良い状態が続きますように、どうか再発しませんように、と祈ってきました。

しかし、多くの方が、治療して症状が改善しても、時間が経つと再発してしまう。どうしたら治療後の良い足の状態が長く続くのか、できるだけ症状が再発しないための方法はないのだろうかと突き詰めた結果、たどり着いたのが「予防」であり、その予防の方法こそが「歩き方」の改善でした。

歩くという動作は、毎日行うものです。その歩き方が間違っていると、足や体に大きく負担がかかり、外反母趾になってしまったり、足幅が広がってしまったり、姿勢が崩れて腰痛やひざ痛などを発症してしまったりします。

症状の根本の原因は歩き方にある。

歩き方を改善すれば、様々な不調が治るかもしれない。

そう考えた私は早速、正しい歩き方について調べてみました。しかし、「美しい歩き方」や、個人の経験則による「良い歩き方」などはありましたが、それらはどれも理論的な裏付けや実証・実績がないものばかりでした。

そんなとき、偶然、アメリカ足病医監修の足のセミナーというものを見つけ、参加することに。

当時は「足病医」という言葉も知りませんでしたが、そのセミナーで初めて、アメリカには足の専門医養成のカリキュラムがしっかりとあること、そして日本にはまだそのようなカリキュラムがなく、足に関する研究が諸外国より遅れていることを知りました。

セミナーでは、足の構造や足の正しい使い方について詳しく説明されましたが、肝心な歩き方への言及はありませんでした。

足病医学はすべて足の治療のためのもので、研究が、具体的な「歩き方」にまでは及んでいなかったのです。

しかし、**「この正しい足の動きを逆算すれば、理想的な歩き方がわかるはずだ」**と思いいたった私は、その動きを歩き方に落とし込みました。

すると、たどり着いた歩き方に覚えがあったのです。

「どこでだろう？　昔、何度もこんな動きを繰り返していた気が……」

そして、はっと思い出したのです。


この歩き方は、モルディブでやっていたものだと！


治療家となる前の24歳の頃、私はダイビングインストラクターとしてモルディブで1年程働いていました。

1周10分ぐらいの海に囲まれた小さなその島は、どこもかしこも砂だらけ。行った当初は歩くのが大変でしたが、現地で働いている人たちの歩き方を見よう見まねでまねてみると、歩くのがすごく楽になったのです。

そんな「モルディブの砂浜を歩くのに楽だった歩き方」こそが、アメリカ足病医学から逆算して導き出した歩き方にとても近かったのです。

砂浜という歩きにくい場所でも楽に歩けたその歩き方は、それだけ**人体の理にかなった歩き方**だった、というわけです。

それを、さらに具体的な歩き方のメソッドにまで落とし込んだものが、本書でご紹介する**「ゆるかかと歩き」**です。

ゆるかかと歩きの驚きの効果や方法について詳しくお話しする前に、まずは正しい歩き方を身につける重要性について、掘り下げていきましょう。

2 「歩く距離」より「歩き方」

最近は足の健康を維持するため、また、足が弱らないようにと、

「できるだけたくさん歩いていますよ」

「毎朝ウォーキングを頑張っています」

と、歩くことを意識している方は多くなっています。

健康を気にする方が増えたことやウォーキングブームもあり、実際に公園などで歩いている方もよく見かけます。

もちろん全く歩かなければ足は弱っていきますし、一定の「歩く量」が必要なのは、間違いありません。

しかし、ひざの痛みやだるさ、外反母趾、むくみなどの足の症状の多くは、実は

「歩く量」によって変わるものではないのです。

足の健康のために大事なのは「歩き方」です。

「歩き方」。そう改めて言われて考えてみると、今まで自分の歩き方に疑問を持ったことがない方が、多いのではないでしょうか。

足は二本あって、交互に出せば前に進む――。せいぜいそれくらいで、その「動かし方」にも良し悪しがあり、それが足の健康を左右する、そんなふうに考えたことはないかもしれません。

最近では食生活に関する情報も、「食べる量」より何を食べるかというその内容や食べる順番、食べる時間帯といった「食べ方」に注目が集まっています。

健康でい続けるためには、食べる量のコントロールはもう当たり前で、「食べ方」、つまり「質」がさらに重要だと、注目され始めたということです。

体が「何をどう食べるか」によって作られているのと同じように、足も、「どう歩くか」によって作られます。

それは車のタイヤがその性能や寿命以上に、乗り方によって早くすり減ったり、長持ちしたりするのと同じです。

にもかかわらず、「歩き方」にそれほど注意を払っている人は、あまり多くないのではないでしょうか。

鉛筆や箸にも、いわゆる「正しい持ち方」――最も体に負担がなくスムーズに動かすことができる動作――があります。

間違った持ち方でも、字を書いたりご飯を食べたりすることは、できないわけではありませんが、疲れが早く出たり、その持ち方を続けることで体のどこかを痛めたりすることになるでしょう。

他のあらゆる姿勢や動作でも同じことが言えます。

例えば、野球では体の構造上、体に負担のない投げ方をする投手は、比較的故障が少なく、力も発揮しやすいものです。ゴルフでも、正しいフォームのときは大きな飛距離を、力まずとも出すことができます。

同じように、**歩き方にも「最も適切なフォーム」**があるのです。

正しい歩き方のフォームが崩れてしまうと、足や体に負担がかかり、様々な不調が出てしまいます。

あなたの足や体の不調が、いくら治療をしてもなかなか良くならず、長患いしてしまっている原因は、毎日の歩き方に問題があるのかもしれないのです。

3 歩き方を変えれば、体が変わる

例えば、ひざをすりむいたとき、一年も二年もずーっと治らず、傷口が塞がらないということはないですよね。

すぐにかさぶたができ、数日経てばきれいに剥がれて治ってしまうはずです。

このように人間の体には、傷ついたときには体が自ら治そうとする、「自然治癒力」というものが備わっています。

それは、体の表面でも内側でも同じです。ひざ痛にしても、外反母趾にしても、むくみにしても、長く患って回復しないというのは本来理屈に合いません。

しかし、症状が治らない原因が、あなたの「歩き方」にあったと考えると、辻褄が合います。

あなたの歩き方が、日々体に負担をかけ、傷つけるものであったとしたら……。

実際、私の治療院では歩き方を改善することで、他の病院でこれはどうしようもないと言われたO脚や、年をとったらみんなこんな感じだからと言われたひざ痛、また、仕事をやめようかと悩むほどの足のむくみなど、様々な足の悩みを抱えた方々の症状が改善しています。

特に「外反母趾」は、一般的には治らない、悪化を食い止めるのが精一杯、と思われているのが現状ですが、歩き方の改善を指導すると、ほとんどの方がものの数日で痛みの軽減を実感します。親指の付け根の出っ張りが重度の方でも、数カ月後には大幅に外反母趾が改善しているのです。

このように、歩き方は、足や体の様々な箇所に影響を与えます。

さて、あなたの歩き方はどうでしょうか。

良い歩き方だという自信はありますか？

あなたが今悩んでいる足や体の痛みや症状も、歩き方を変えることで解決できるかもしれません。

4 歩き方が崩れる5つの要因

現代社会には、歩き方を崩す要因が想像以上にたくさんあります。

それによって、多くの方が知らず知らずのうちに、負担の大きい歩き方をしてしまっています。

次のページから、歩き方が崩れる代表的な要因を5つ、あげます。

あなたはこれらに影響されていないか、一つひとつチェックしながら読み進めてみてください。

1. 靴

靴は、あなたの歩き方にとても大きな影響を与えます。

実際にあった例です。

ゆるかかと歩きを習得され、それまでずっと痛かった股関節痛を解消した方がいらっしゃいました。すっかり良くなったので、治療を卒業されました。

しかし、約半年ほど経った冬のある日、その方が「最近また調子が悪くて」と治療院にお越しになったのです。

すぐに歩き方を見てみると、歩き方が崩れていました。その場で歩き方を修正しましたが、崩れた原因はよくわからないままでした。

その方がお帰りになるときです。

外でお見送りしていたのですが、その方が靴を履いて歩き始めたその歩き方が、とても悪かったのです。

慌てて、「ちょっと待ってください！　その靴を見せてもらえませんか」と声をかけました。履いていた靴を見せていただくと、その靴の中はフワフワしたムートン調のもの。それを見た瞬間に、「あっ!」と気づいたのです。

寒くなって足が冷えるので履き始めた**その靴こそが、歩き方を崩す原因**でした。中がフワフワしていて安定しないので、何とかそれを解消しようと踏ん張って歩くようになってしまっていたのです。

とりあえずその靴はしばらくお休みして、これまでの運動靴を履いて歩くようにしてもらったところ、あっという間に股関節の痛みは解消しました。

靴が歩き方に与える影響は、想像以上に大きいのです。

ムートン調の靴以外にも、歩き方に影響が出る靴はあります。

例えば、ハイヒールであれば、かかとが高い分、通常より重心が前にかかるため、前傾気味で歩いてしまうか、それをカバーしようと体を起こして反り腰で歩いてしまう可能性が高いです。

また、厚底のサンダルなどの不安定な靴は、先ほどのムートン調の靴と同じで、足元が安定しません。そのため、それを何とか安定させようと足全体に力を入れて歩いてしまいます。

結果、足に負担がかかり、足が痛くなったり、太くなってしまっている方は、たくさんいらっしゃいます。

健康のためにファッション性を完全に捨てる必要はありません。

ただ、少なくともそれが歩き方、ひいては健康にも影響を及ぼしているということは、頭に入れておくのが良いでしょう。

2. 趣味・スポーツ

長時間行っている動作は、習慣化されやすいものです。

なので、打ち込んでいる趣味やスポーツがある場合、その際の動作が歩き方に影響を与えていることがあります。

例えば、柔道や剣道などの武道をやっていた方は「すり足」が癖になっている方が多くいらっしゃいます。また、バレエをやっていた方は、ひざをピンと伸ばしすぎるきらいがあります。

スポーツだけではありません。吹奏楽をやっていた方であれば、その楽器の演奏姿勢が歩き方に影響します。トランペットの方なら反り腰が、バイオリンの方なら顎を引いた状態が癖になってしまっていることがあります。

癖になってしまった動作が体にもたらす影響は、姿勢だけにとどまらず、そのまま歩き方にも直結します。

本来それらの動作は、その趣味やスポーツを行うときだけのもので、日常の動きとは使い分けなくてはなりません。

しかし、そのことを意識している方は非常に少ないでしょう。

結果的に、本来、健康には良いはずのスポーツでも、打ち込めば打ち込むほど、逆に体に悪影響を及ぼしているというケースは多くあります。

3. 仕事

趣味やスポーツと同じく、長時間携わっている仕事での動きや姿勢も、歩き方に大きな影響を与えます。

右ひざが痛くて治療院にお越しになった華奢な女性がいらっしゃいました。見れば、体全体が右に傾いています。すぐに歩き方を修正したのですが、次にお越しになったときにはまた同じように体が右に傾いていました。

そこで、その方の日常を聞いてみることに。原因はすぐにはっきりしました。

その方は毎日、パソコンや資料が入った重いカバンを抱えて、クライアントさんのもとを回る仕事をされていました。カバンはいつも左肩にかけていたそうです。

重いカバンを、無意識に背負いこむように肩にかけることで左肩が上がり、体全体が右に傾いたまま歩いていたのです。

本来、歩くときの両足への負担はある程度、均等になるはずです。しかし、重いカバンを毎日のように片方の肩にかける状態が続けば、どちらかの足の負担が大きくなるのは当たり前です。結果、右ひざに痛みが出たのです。

この方のように、**仕事のときの動きや姿勢が原因で歩き方に影響が出ることは多々あります**。

例えば、つま先側に防護用の硬い鉄板が入っている「安全靴」を履く仕事の方は、靴が重い分、足が上がりにくく引きずるような癖がつきやすいです。

また、レジやレセプションなどの「カウンター作業」に就いている方は、下を見たり手を前で使うこともあって、体が前に傾く癖がつきやすいでしょう。

看護師さんや保育士さんなどは小走りで動くことが多いので、つっかかるように前傾で歩く癖がつきやすいです。履いているものが、かかとのないスリッパのようなものであれば、なおさらです。

これら仕事上の癖の厄介な点は、仕事中は姿勢や動作に注意が払えず、修正が難しいということ。しかし、それが健康に影響して仕事が続けられなくなる場合もありますので、気をつけなければいけません。

4. ケガ

捻挫やひざ痛など足のケガや痛みが、歩き方に影響を及ぼすのは当然です。

ただ、ケガが歩き方に影響を与えるのは、ケガをしている間だけではありません。

ケガはあなたの体にとって「ピンチ」に当たります。そのため、その状態を解消しようと、あなたの体は一生懸命ケガを治そうとします。

しかし、そのケガによってついた「歩き方の癖」までは、一緒に治りません。

体にとって「癖」は、良いも悪いもないからです。それがたとえ、体に負担のかかるものだったとしても、です。

ケガをしたことによって身についてしまった「動きの癖」「歩き方の癖」は、自分で意識的に修正をしないと、改善しません。

もちろん、長く患えば患うほどその癖は強くなり、体に定着してしまいます。

もしあなたが、過去に長期間患ったケガがあったとすれば、今もまだそのときについた癖が抜けていない可能性があります。

ちなみに私は16歳のときに足に大ケガを負い、数カ月間、松葉杖だった経験があります。そのときについた「歩き方の癖」に気づき、解消できたのは38歳のときでした。なんと、22年間、自覚症状なく悪い癖がついたままだったのです。

その間、その歩き方の癖が体に負担をかけていたことは、言うまでもありません。

変な癖を体に覚えさせないためにも、回復後は歩き方に癖がついていないか、確認し、意識的に正しい歩き方で歩くようにすることが大切です。

5. 間違った情報

現代はインターネットが発達しているおかげで、誰でも情報発信ができる時代です。

そのため、ネット上には出所の不確かな情報と正しい情報が混在しています。

判断する目や専門知識を持っていなければ、どれが正しく、また、どれがあなたにとって必要な情報なのかわかりません。

本来であれば、自分の状態に合わせ、必要となる情報を選択する必要があります。

しかし、足、ひいては歩き方に関しては、日本は全般的に他の先進国より研究が遅れていることもあり、まだ情報が整理すらされていない状態です。

なので、目についた、なんとなく気に入った情報を信じて、それを実践して効果がないどころか逆効果になってしまった、というようなことがとても多いのです。

残念ながら今は、専門家とされる方たちの中にも、間違った情報を発信している方が多くいらっしゃいます。

私が学生の頃は、今はひざを痛めるとされている「うさぎ跳び」を部活でするのは普通のことでした。

また、水を飲むと動けなくなるから飲んではいけない、プールは体を冷やすから入ってはいけないなどと言われていました。

今では考えられないかもしれませんが、それを専門家と呼ばれる方たちが言っていたのです。

今、歩き方に関しては、残念ながらまだそんな状態に近いのです。

歩き方が崩れる代表的な5つの要因をご紹介しました。

いかがでしょうか。

ここまで読んで、「もしかしたら自分も歩き方が崩れているかもしれない」「良くない歩き方になってしまっているかも……」と考えた方も多いのではないでしょうか。

次に考えるのは当然、

「じゃあ、どんな歩き方がいいの？」

「正しい歩き方って、どんなもの？」


ということだと思います。

その歩き方こそ、「ゆるかかと歩き」です。ゆるかかと歩きの効果は、足や体の症状改善だけに留まりません。

chapter 2では、その効果についてご紹介いたします。

column

足に関するよくある勘違い❶

「魚《うお》の目・タコ」

魚の目とタコの違いは、芯があるかないかです。芯のある魚の目は痛く、芯のないタコは痛みがありません。

魚の目とタコ、どちらにしても、できてしまった方は、いかにしてそれを「取り除こうか」「痛みを緩和させようか」という「対処法」ばかり考えているかと思います。

爪切りでどうにか取ろうとしたり、痛みが少しでもマシになるように靴をはくときに布やクッション材を患部にあててみたり……。

しかし、それでは決して良くなりません。

改善のためには、どう取ろうか、どう痛みを緩和させようかという「対策」ではなく、なぜできたのかという「原因」に目を向ける必要があります。

魚の目やタコは、その部分に過剰負担がかかったときにできてしまいます。

つまり、魚の目とタコができた人は、何らかの原因で、足に過剰に負担がかかっているはずなのです。

それを解消することこそが、根治につながる道です。

column

足に関するよくある勘違い❶「魚の目・タコ」

過剰に負担をかける原因と聞いて、多くの方がまず思いつくのが「靴」ではないでしょうか。

しかし、実はほとんどの場合、原因は靴ではありません。

原因の多くは、歩き方にあります。

良くない歩き方によって足に過剰に負担がかかり、魚の目やタコを引き起こしているのです。

実際に、ゆるかかと歩きを身につけた方は、歩き方の改善とともに魚の目やタコも、小さくなったり消えたりしています。

参考までに「巻き爪」や「爪が小さくなってしまっている状態」も、原因は同じです。これらも歩き方を改善することで、爪の大きさが復活したり、巻き爪が緩和されたりします。

歩き方の影響は、足の形や痛みだけでなく、魚の目やタコ、爪などにも及ぶのです。

chapter 2

こんなにすごい！ゆるかかと歩きの効果

1
人間の最も自然な歩き方「ゆるかかと歩き」

歩き方が崩れている方、それにより知らず知らず、足だけでなく他の箇所にも負担がかかっている方は、たくさんいらっしゃいます。

私の治療院にいらっしゃる方々も、痛みや症状の原因を突き詰めると、歩き方に問題がある方がほとんどです。

しかし、皆さんに「ゆるかかと歩き」を実践していただくと、**ひざの痛みがなくなった、足が軽い、腰の痛みが軽減した、歩くのが楽になった**などの「体感」はもちろんのこと、**足の幅が小さくなった、脚が細くなった**などの「形」まで、目に見えて、どんどん変わっていきます。

なぜ、これほどまでに効果があるのでしょうか。

その秘密は、ゆるかかと歩きの特徴にあります。

ゆるかかと歩きの特徴、それは、

「人間の体の構造上、理にかなった最も自然な歩き方」だということです。

わかりやすく、例を挙げて説明しましょう。

51ページのAのイラストをご覧ください。

あなたは雑巾を絞るとき、❶と❷のどちらの絞り方をしますか？

「私は❶がやりやすい」、または「❷のほうが慣れている」など、好みは分かれると思います。❶の方も❷の方もいらっしゃるでしょう。

しかし、実は**「人間の体の構造に即した正解」**があります。その正解とは、❶です。

もう一つ、例を挙げましょう。

51ページのBのイラストをご覧ください。

重いものが入った段ボール箱を持つとき、❶と❷のどちらの持ち方のほうが無理なく楽に持てると思いますか？

実際にやってみるとすぐにわかりますが、人間の体の構造に即した正解は、❶です。**人間の体はその構造上、手に力を入れるときは「脇を締める」ほうが無理がなく、力が伝わりやすい**のです。

そのため、例えば野球でも脇をあけてバットを振ると、ボールは遠くへ飛びません。剣道でも竹刀を握るときは、脇を締めるようにと教えられます。

雑巾を1～2枚絞る、段ボールを1～2箱運ぶのには、体にそれ程大きな影響は出ないでしょう。しかし、もしあなたが、掃除や引っ越しの仕事をしているなどで、毎日50も100も雑巾を絞ったり、段ボールを運ぶとすれば、体へ積み重なる負担は、無視できないものになるでしょう。

このように、**人間の体は、その骨格の構造や成り立ちから「動かすのに無理がなく自然」である動きが、ある程度決まっている**のです。

この、「動かすのに無理がなく自然」である動きをもとにした歩き方が、ゆるかかと歩きなのです。

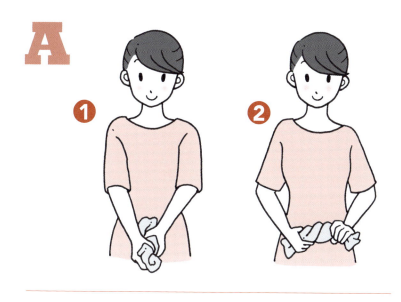

A

①

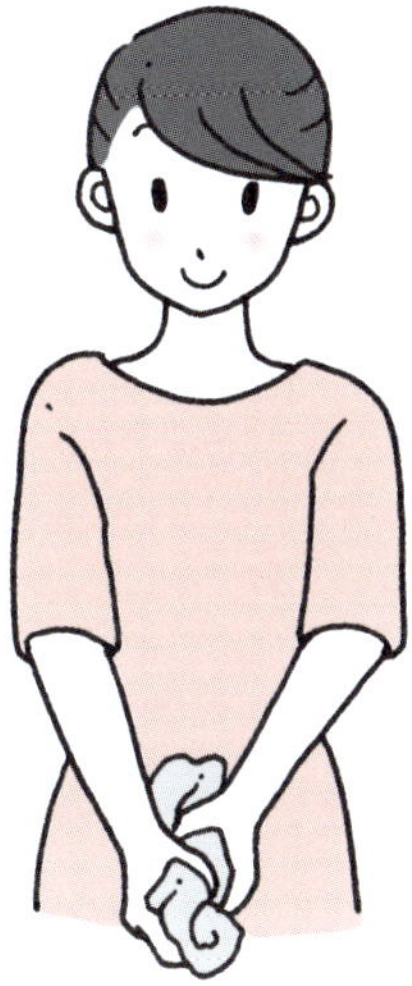

②

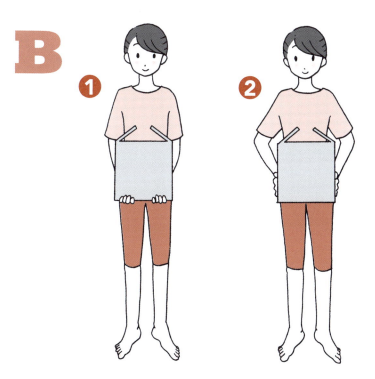

B

①

②

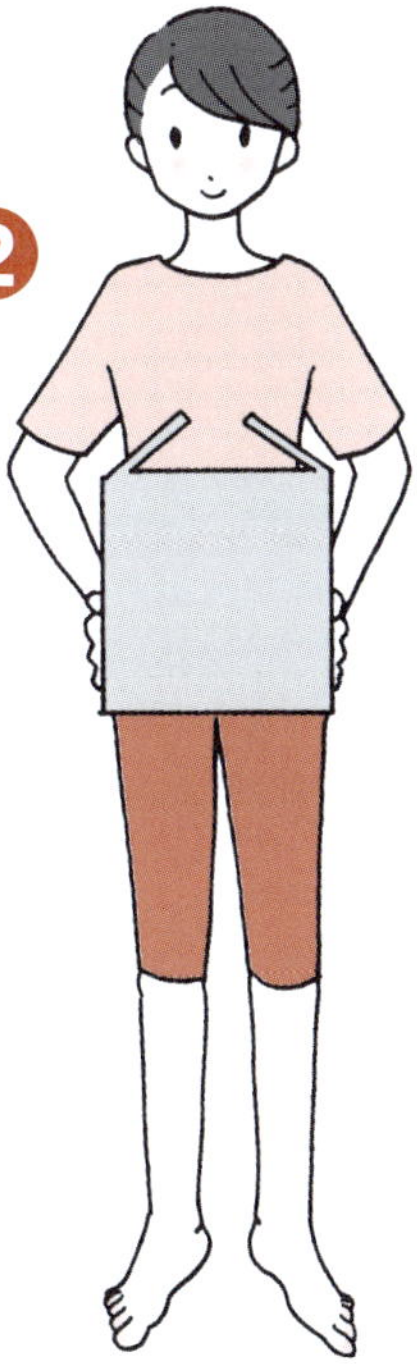

2 ゆるかかと歩きで効果が出るのはなぜなのか

突然ですが、映画「ジュラシック・パーク」などに出てくる恐竜の姿や動きは、どのように再現されているか、ご存じでしょうか？

実際に見たわけではないのに、なぜ動きがわかるのか、不思議ですよね。

発掘された骨の形状や組み合わせなどの〝骨格構造〟から動きを再現しているそうです。

骨格の構造を見れば、「こう動かすのが無理がない」という動きがわかるのです。

この分野の学問を、**「生体構造力学（バイオメカニクス）」**と言います。

ゆるかかと歩きは、恐竜の動きを骨格構造から再現したのと同じように、**人間の骨格の構造上、「このように足を動かして歩くのが無理なく自然である」という生体構**

造力学から逆算して導き出した歩き方です。

chapter 1でもお話ししたように、実は、足に関する研究は、世界的にはすでにある程度、確立されています。

それが最も進んでいる国の一つが、アメリカです。

アメリカは足の医療の先進国で、「足病医学」という専門分野が確立されており、足の医療の専門大学まであります。また、足の専門医（フットケアポディスト）の数は、1万3000人以上にも上ります。

その足病医学のベースになっているのが、生体構造力学です。

足の医療の先進国の中では、「足を使うときの理にかなった動き」というのは、すでにわかっていたことではあるのです。

しかし、それをもとにした「歩き方」と「歩き方の指導」については、足の医療が進んでいるアメリカでも発展していませんでした。

足病医学の知識は、もっぱら足の治療への活用がメインだったからです。

なので、私がこの研究を始めたときに、これら足病医学に沿った歩き方の動画や、それを教える上でのポイント、歩き方指導の研究成果のデータなどは、全く見当たりませんでした。

私は足病医学をもとにした足の理論に、過去の指導知識や経験を組み合わせて、正しい歩き方を導き出そうと試行錯誤しました。

そして、多くの患者さんにも協力いただきながら、3年の月日をかけ、「ゆるかかと歩き」のメソッドにたどり着くことができました。

ゆるかかと歩きは、足病医学をもとにした理論的裏付けがしっかりあるだけでなく、実際の現場で改善結果を確認しながら開発してきた、ただの理想論ではないメソッドなのです。

これまで多くの方の症状がゆるかかと歩きで改善された結果こそが、それを証明してくれています。

ゆるかかと歩きは、私たちが生まれ持った（ネイティブ）歩き方（ウォーキング）そのものです。

次ページからは、ゆるかかと歩きの驚くべき効果について、ご紹介しましょう。

3 重心の位置を変えれば、足は驚きの軽さに

ゆるかかと歩きを取り入れると、具体的にはどんな効果や改善がもたらされるのでしょうか。その効果を見ていきましょう。

早速ですが、あなたは歩いているとき、大まかに言えばどちら側に重心をかけていますか？

❶前寄り（前足部側）

❷後ろ寄り（かかと側）

この質問をすると、その多くが、

「歩くときには前のほう（❶）に、力を入れたり、重心をかけたりしています」とお答えになります。

その理由は「安定するから」「素早く動けるから」などというものが多いのですが、**実はこの前寄り（前足部側）に重心をかける歩き方こそが、あなたの足を重く、悪くし、歩きにくくしている原因なのです。**

57ページの**A**のイラストをご覧ください。

横から体を見たとき、体の真下にあるのは、かかとだということがわかります。前足部の上に体はありません。

体の構造から考えると、「❷後ろ寄り（かかと側）」に重心をかけた状態が体に負担がないのです。

Bのイラストを見ればわかるように、前寄り（前足部側）に体重をかけて歩いている方は、言い換えれば前傾して歩いているということ。

「前へ進むのだから、前寄りに重心がかかっているほうが歩きやすいのではないでしょうか」と、言われることがありますが、それこそが大きな誤解です。

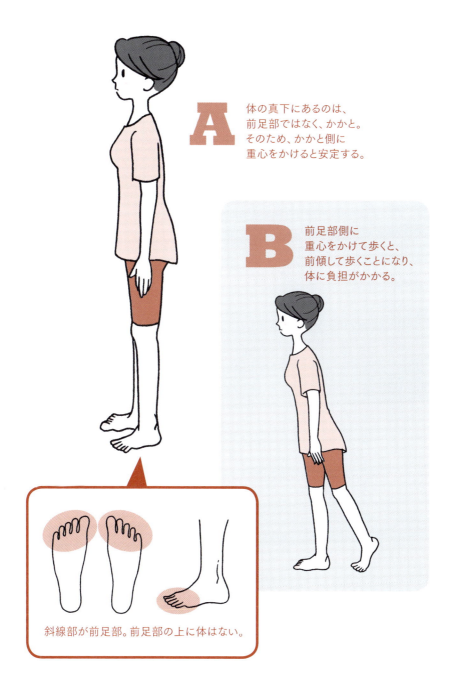

A

体の真下にあるのは、
前足部ではなく、かかと。
そのため、かかと側に
重心をかけると安定する。

B

前足部側に
重心をかけて歩くと、
前傾して歩くことになり、
体に負担がかかる。

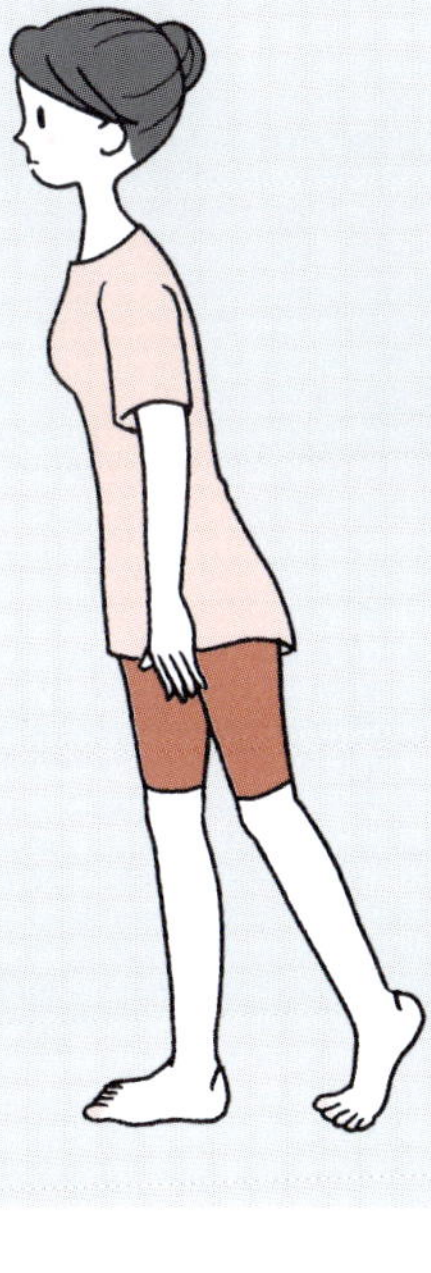

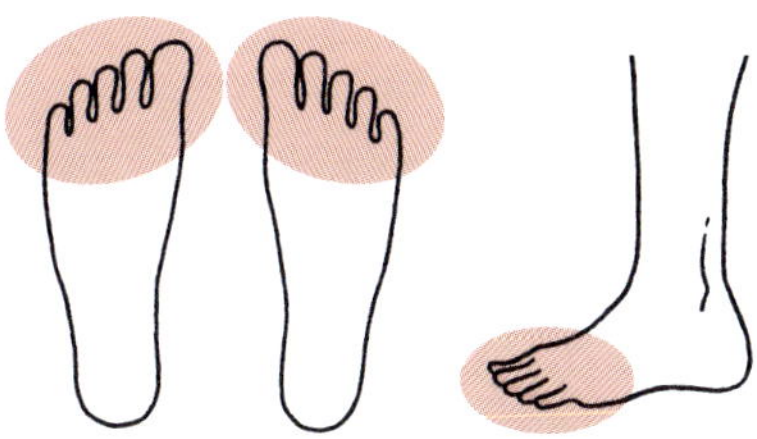

斜線部が前足部。前足部の上に体はない。

実際に今、体を前に傾けて、前足部側に重心をかけて歩いてみてください。

体が前傾した分、足の動きは遅れてしまって前に出にくく、重く、引きずるようになってしまうはずです。

反対に、体を起こし、かかと側に重心をかけて歩くようにしてみると、重さを感じず、足は自然に上がり、楽に歩けることがわかります。

本来、前に進むために出さなくてはいけないのは、体ではなく足です。足が前に出れば、体は、あとから自然とついてきます。

しかし、残念ながら、足のぐらつきや不安定を嫌い、足の「指」を踏みしめて歩いている方は多くいらっしゃいます。特にご年配の方に多く、「杖」や「押し車」で歩く習慣になると、前足部側に重心をかけて歩く癖はさらについてしまいます。


体の真下にあるのは、かかとだということを覚えておきましょう。

歩くときは「かかと側」に重心をかけるのが正解なのです。

なので、昔から歩くことを「踵《きびす》を踏む」「踵《きびす》を返す」と言うのです。

正確には、歩くときの重心の位置は、くるぶしより2〜3㎝ほど前です。

この位置に重心をかけて歩くと、今まで前足部側に重心をかけていた方は、ほぼ、かかとに重心があるような感覚になるはずです。

ゆるかかと歩きは、実際にはかかとに重心がかかるわけではありませんが、前足部側に重心をかける癖を直すために、かかと側に重心をかける感覚で歩くという意味で、「ゆるかかと歩き」と名付けています。

指に力を入れず歩く感覚が不安定に感じる方もいらっしゃるかもしれません。

しかし、ゆるかかと歩きを身につけ、重心位置を正しく保って歩くことができるようになれば、足は驚くほど軽くなり、まるで別人の足のようになります。

慣れた頃には、毎日の通勤や散歩が、疲れ知らずで、とても楽しいものになるでしょう（詳しい重心のかけ方、歩き方に関しては、chapter 3で解説します）。

4 太ももが細くなり、お尻も引き締まる

ゆるかかと歩きは、太ももを細くし、お尻を引き締める効果もあります。

左ページのAのイラストをご覧ください。かかと側に重心をかけて歩くとすれば、歩く姿は❶ではなく❷に近い形になるはずですよね。

この二つの絵を見比べてみて、何か気づくことはありませんか。

もう少しわかりやすいように、この絵に手の動きをつけてみましょう。

Bのイラストをご覧ください。
❷は、普通に歩いているのに近い形、それに対して、❶は走っているように見えませんか？　少なくとも、❶は急いでいるように見えるのではないでしょうか。
そうです。前足部側に重心を置いて前傾するのは、本来急いだり走ったりするとき

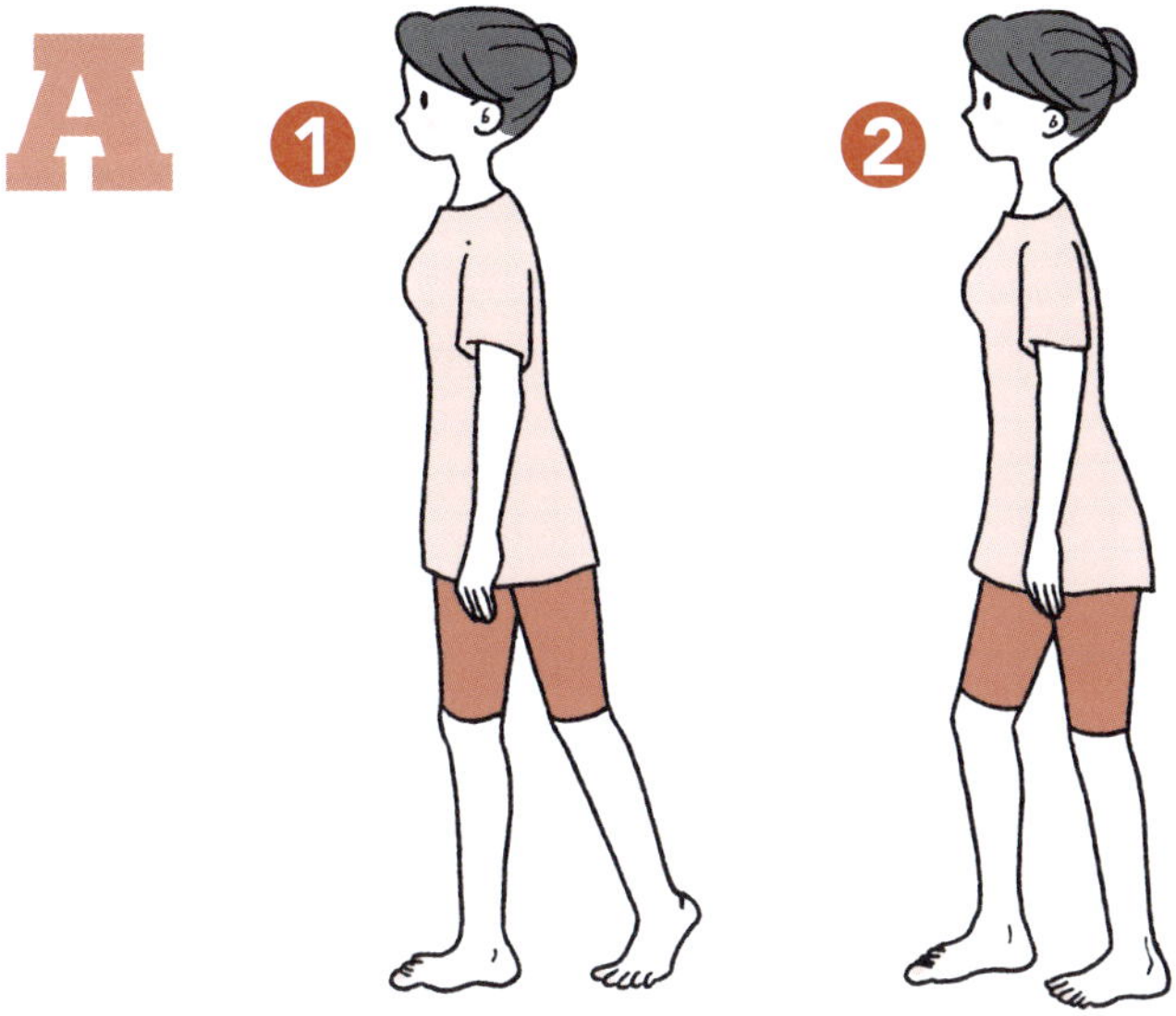
A
1
2

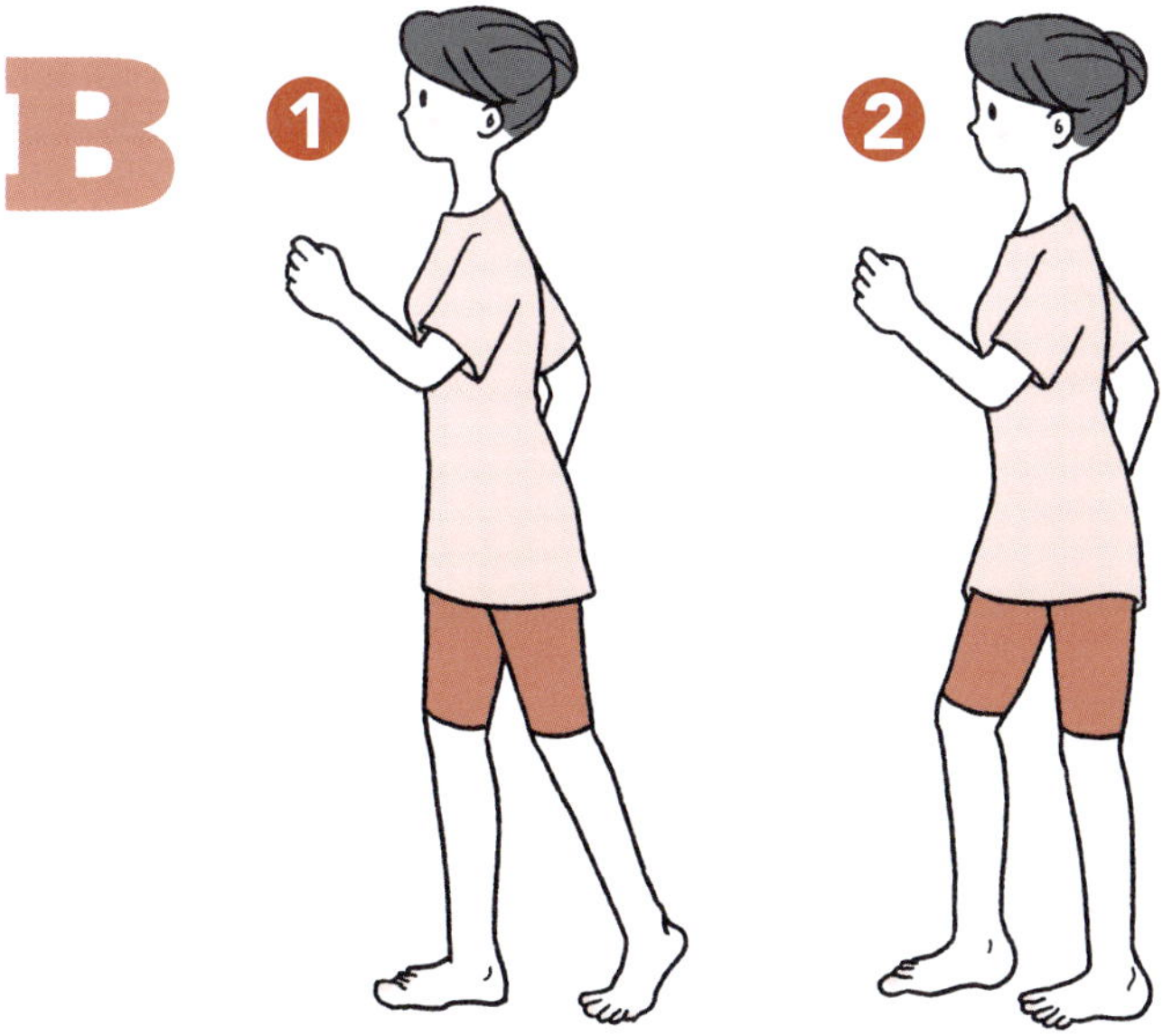
B
1
2

の動きなのです。

なので、かけっこをするときのスタート時には、後ろに足を引いた前傾姿勢をとり、短距離走選手は体を前傾させるクラウチングスタート（両手を地面につけ、両足を前後に開いて屈んだ状態からのスタートのこと）の姿勢をとるのです。

前足部側に重心をかけて歩いていた方は、実は「走る足の動きや体勢で歩いていた」ということです。

走るときの姿勢や動きのまま、スローモーションのようにスピードだけを遅くしてみると、無理があり、とてもつらいことがわかります。

重心を前足部側にかけていた方は気づかないうちに、この無理な姿勢で歩いていたということです。

前傾姿勢は、スピードを上げるときに必要な姿勢であるため、その分、足に負担も大きく、特に太ももの前あたりには、大きな負荷がかかります。

日常的にそのように歩いているとしたら、それは太ももの前部分を「筋トレ」しながら歩いているのと同じことです。

「太ももだけすごく太くて」「太ももの前ばっかりパンパンで」という方の多くは、この前傾姿勢での歩き方が原因であることが多いのです。

特に太ももを太くしたくない女性にとっては、避けたい歩き方でしょう。

前足部側から、かかと側に重心を移動すると、体の構造上、前傾状態が解消され、体は真っ直ぐに起きてきます。

すると、太ももの前部分への無駄な負荷がなくなり、その結果、太ももはどんどん細くなっていきます。

細くなるといっても、足が弱って細くなるわけではないので、ご安心ください。

また、かかと側に重心をかけて歩くと、お尻も引き締まります。

太ももへの負担が減り、その分、「もも裏」「お尻」をよく使うことになるからです。

ゆるかかと歩きには、歩けば歩くほど太ももが細くなり、お尻が引き締まって上がるという効果もあるのです。

5 足幅が締まって小さくなる

足の横幅に悩んでいる方は多いのではないでしょうか。

私の治療院でも、そのスマートでない見た目や、靴を選ぶときになかなか合う靴がないことに困っているという方のお話をよく耳にします。

そもそも足の横幅は、生まれつき広い方はもちろんいらっしゃいますが、原因はそれだけではありません。

生まれつきでないとしたら、足の横幅はどのようにして広がってしまうのでしょうか。

足（※ここで言う足とは、足首より下のこと）は、両足合わせて50を超える細かい

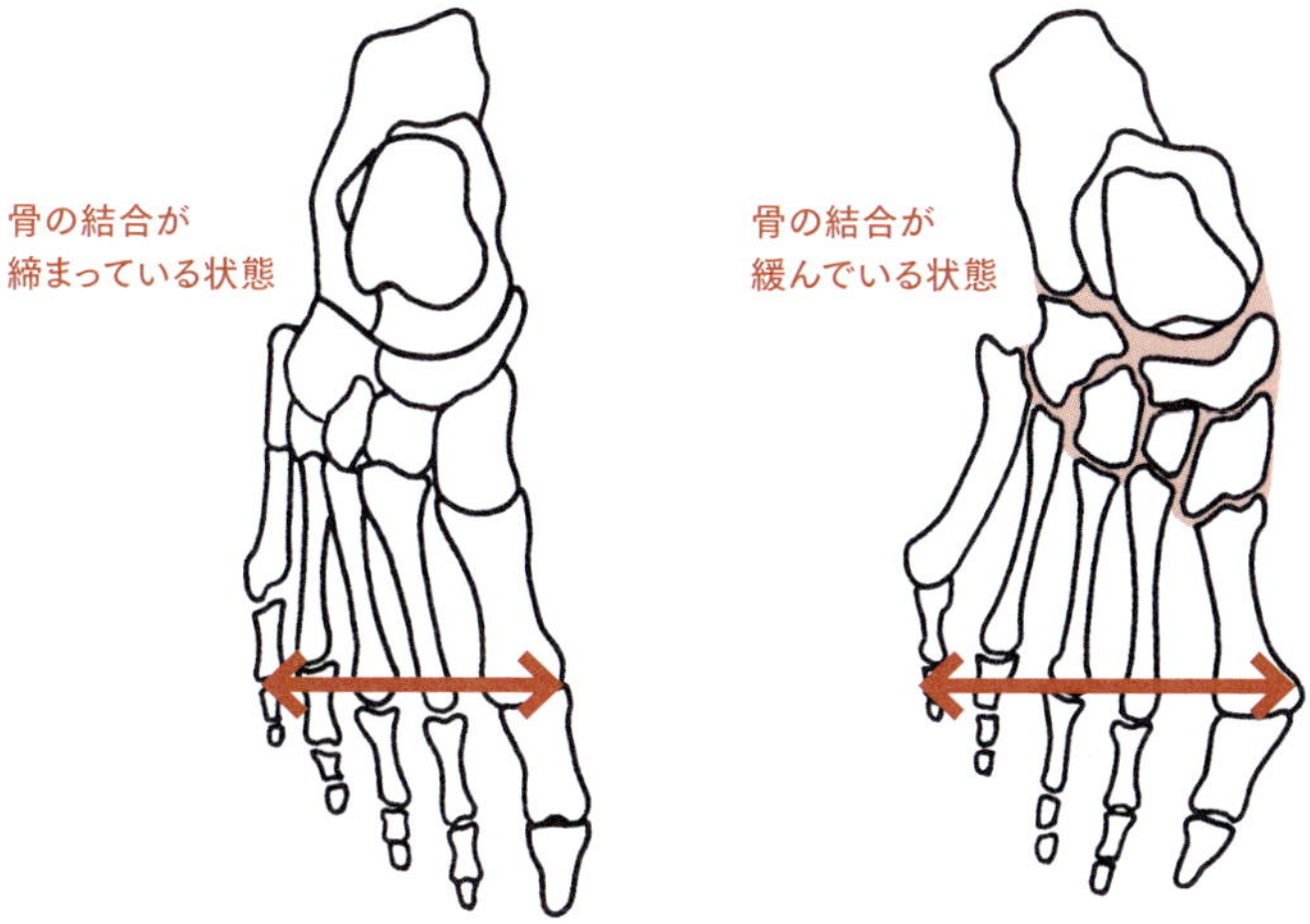

足に負担のかかる歩き方だと、骨の結合が緩んだ状態が続き、
それが定着してしまう。

骨の組み合わせでできています。

それらは、状況によって締まったり、緩んで広がったりします。

なので、**足の幅・大きさは、常に一定ではありません。**

しかし、前足部側に重心をかけるなど足に負担のかかる良くない歩き方、体にとっての不自然な状態が続くと、足の骨の結合が緩んだ状態が続きます。結果、足の横幅が広がったままになってしまいます。

もしかすると、あなたの足の横幅も間違った歩き方によって、広くなってしまっているかもしれません。

毎年どんどん広がっている可能性だってあります。

そのことに気付かないまま、足に負担のかかる歩き方を続けていると、今後もさらに足の幅は広がり続けてしまうことになるでしょう。

足の横幅が広がると、靴選びが困難になるだけでなく、健康にも大きな問題が生じます。

横幅が広がるということは、お伝えしたように骨の結合が緩んでしまっている状態のため、締まった状態よりも、足に安定感がなくなり、疲れやむくみが出やすくなります。

このような足の状態が続くと、最終的には早期に杖が必要になってしまうでしょう。

しかし、逆に骨の結合を締めることができたら、足を小さくすることができます。

ゆるかかと歩きは、この広がってしまった足の骨の結合を締めることができる歩き方です。

実際に、ゆるかかと歩きを身につけた方々は皆さん、**足の横幅が数カ月のうちに5㎜から1㎝程も小さく**なっています。

横幅が締まって足が小さくなると、これまであきらめていた靴を履くこともできるでしょう。

また、**緩んでいた骨の結合が締まると、足は今までより丈夫で安定した状態になるので、たくさん歩いても疲れにくくなるだけでなく、転倒しにくく、踏ん張りのきく足になります。**

このように、ゆるかかと歩きを身につけると、足はどんどん小さく、丈夫になり、歩きやすさも手に入れることができます。

6 土踏まずを使いこなせば、痛み知らずの足へ

前足部側とかかと側では、かかと側に重心をかけて歩くのが正しいとお話ししました。

では、足の「内側」と「外側」では、どちらに重心をかけて歩くべきでしょうか。

この質問をすると、多くの方が「え、均等ではないのですか」と答えます。

実は、**足は構造上、内外均等に重心をかけて歩くものではありません**。

「内側に重心をかけると踏ん張りがきそうだから、内側？」とも言われますが、それも違います。

正解は、「外側」です。**歩くときには基本的に「外側」に重心がかかっているのが、体に負担の少ない良い状態**です。

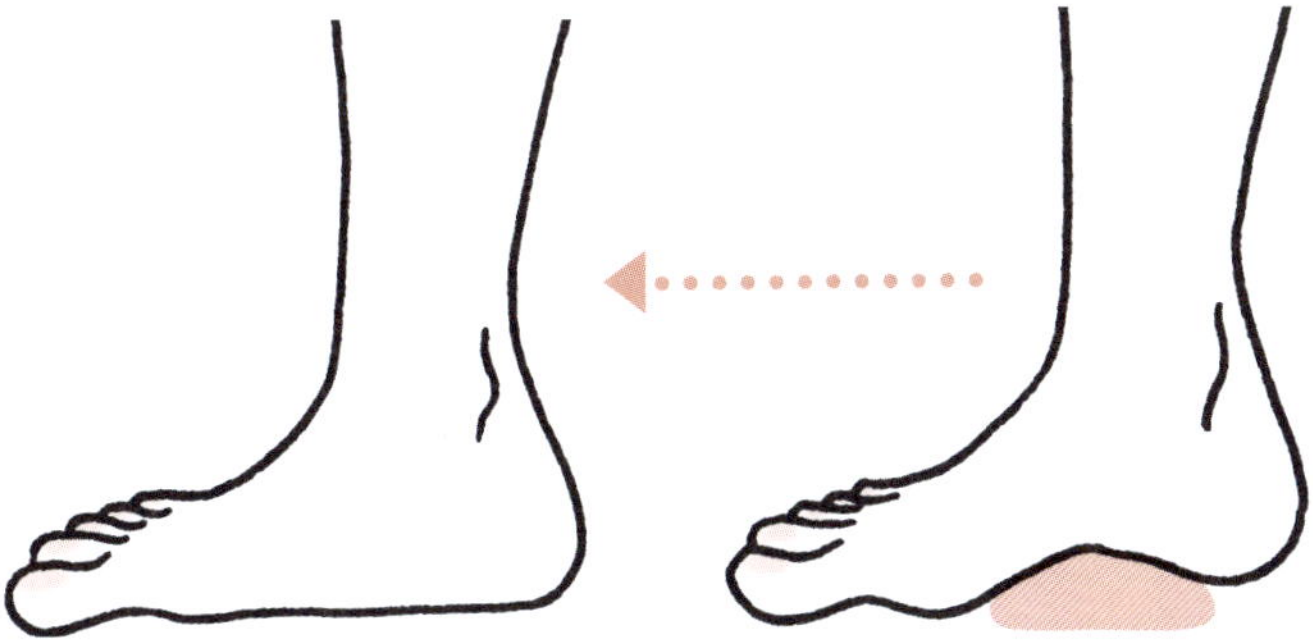

土踏まずは、歩行時の衝撃を吸収するクッションの役割を担っている。
土踏まずがないと、衝撃がひざや股関節に及んでしまう。

この**外側重心が、ゆるかかと歩きのもう一つのポイント**です。

外側重心が良い理由は、「土踏まず」にあります。人間の足の裏にはもともと内側に土踏まずがありますが、この土踏まずが潰れてしまって、ない方がいらっしゃいます。

もちろん、土踏まずがなくても歩くことはできますが、土踏まずは、歩く際にとても重要な機能を果たします。

その機能とは「歩行時の衝撃を吸収する」というもの。歩くときの足の着地時、その重みや勢いで足が内側に倒れ、土踏まずが潰れることによって、歩行時の衝撃が吸収されるのです。

しかし、もし普段からずっと内側に重心をかけていたとしたら、どうなるでしょうか？

実際に内側重心で歩いてみるとわかりますが、内側重心だと土踏まずは常に潰れた状態になります。つまり、常時、「扁平足」と同じ状態になるのです。

日常的に内側に重心をかけている方は、土踏まずがない方が多いのですが、これは生まれつきではなく、自ら偏平足を作り出していたということです。

扁平足の方は、土踏まずに「潰れるだけの高さ」がなく、歩くとき足に伝わる衝撃を吸収することができません。

そのため、衝撃がひざや股関節などの他の関節に及び、体の様々な箇所に痛みが出やすくなってしまいます。

もちろんその分、関節の軟骨の摩耗なども早くなるでしょう。

このように、日常的に内側重心で歩くと土踏まずがなくなり、結果、足に痛みが出やすくなってしまいます。

スポーツなどの動作では、内側重心を求められることも多いですが、それはあくまでそのスポーツをする上で必要な動作であって、日常で歩くときには、外側に重心があることが理想です。

ゆるかかと歩きを身につければ、本来あったはずの**土踏まずは取り戻すことができます**。

すると、クッション機能が働き出し、無理のある歩き方によって発生していたひざや股関節などの痛みもなくなっていきます。

7 外反母趾の痛みも形も大幅改善

足の症状の一つに、外反母趾があります。

見た目の悪さはもちろん、状態がひどくなれば、患部が靴にこすれて痛んだり、親指の付け根の関節自体が痛くなったりします。

また、その変形した状態では足元が不安定になり、歩くときにグラグラしたり、さらにひどくなると立っているだけで疲れてしまうという状態にまでなってしまいます。

外反母趾は、有効な治療方法が未だ確立されていません。患者さんの多くは、どこに行って治せば良いのかわからないのが現状です。

しかし、**外反母趾も、ゆるかかと歩きで改善します**。

実際に私の治療院はもちろん、ゆるかかと歩きの指導を導入した治療院には、外反母趾を改善したいという方が多くお見えになりますが、そのほとんどの方が、すぐに痛みの軽減を実感しています。

それだけではありません。変形してしまった親指の付け根の出っ張りが引っ込む方も多くいらっしゃるのです。

私たちが、**足の指に一切触れることはない**にもかかわらず、です。

もしあなたが外反母趾ならば、ぜひ今、していただきたい実験があります。

その場に立ち、足を携帯電話のカメラで撮影してみてください。

次に、そのまま、重心を足のかかと側・外側にかけてみてください。つま先を動かさずにひざを外に回すようなイメージです。

その状態と、先ほど撮影した足の状態を見比べてみてください。

いかがでしょうか。

それだけでも、外反母趾の角度が緩やかになっているのがわかると思います。

外反母趾は、実は、過剰な前重心・内側重心が大きな原因の一つなのです。

外反母趾は、親指が内側に曲がることで親指の付け根が外側に大きく突き出てしまっている、と考える方は多いですが、実はそうではなく、親指の付け根付近が広がってしまったことが原因です。

例えば、内側に曲がった親指を真っ直ぐにしたとしても、親指の付け根の出っ張りが引っ込むことはありません（75ページイラスト参照）。

65ページで、間違った歩き方をすると骨の結合が緩んでしまうとお伝えしましたが、**まさに外反母趾は、前重心・内側重心によって骨の結合が緩み、親指の付け根付近が広がることによって患ってしまう**のです。

だからこそ、歩き方を改善し、骨の結合の緩みを締めることができれば、親指の付け根の出っ張りは緩やかになっていきます。

外反母趾の治療として、テーピングやサポーター、手術などがありますが、それらは変形した「現状」の形を整えるものであり、発生した「原因」に対しての対策ではありません。

根本原因である歩き方を改善し、再発しないようにすることが大切です。

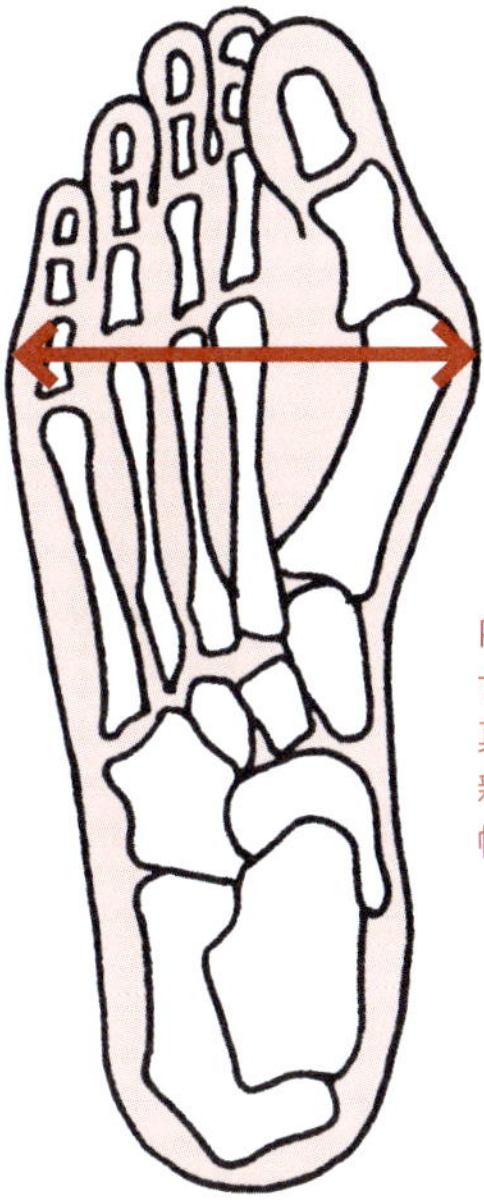

外反母趾を患っている足

内側に曲がった親指を
サポーター等で
真っ直ぐにしても
親指の付け根の
幅は変わらない。

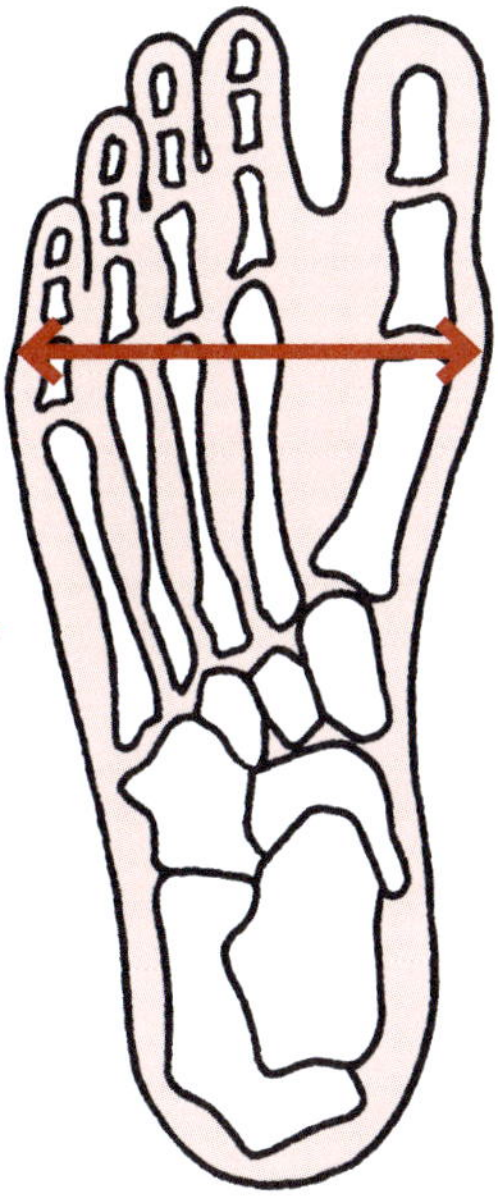

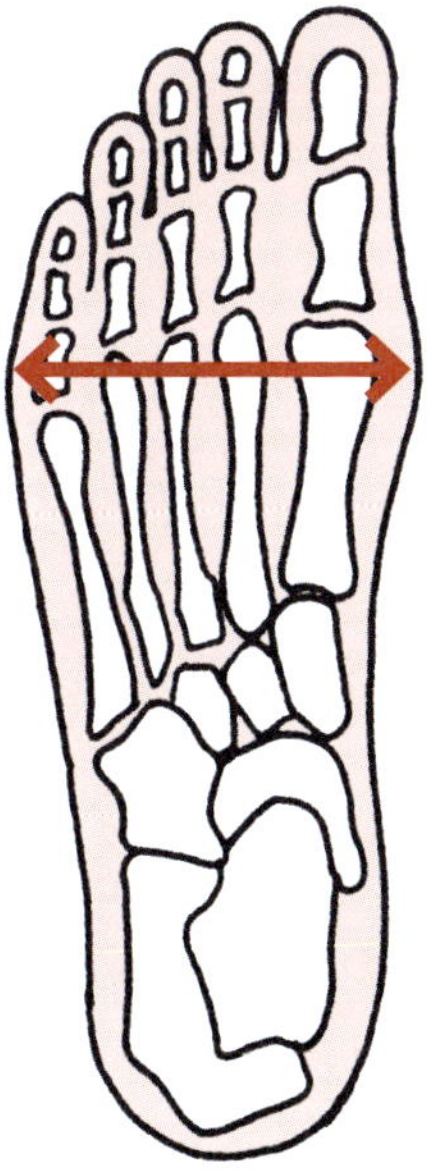

正常な足

外反母趾を根本から
解決するには、
骨の結合の緩みを
締めなくてはならない。

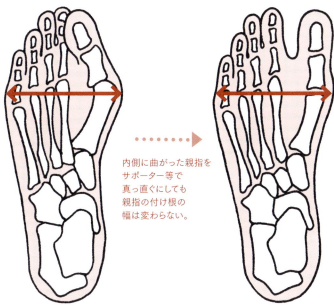

8 肩こり・腰痛も解消！正しい姿勢は「足」から作る

猫背や反り腰、ストレートネックなどの「姿勢」の問題で悩んでいる方は、とても多いでしょう。

姿勢こそが、肩こりや腰痛を長患いさせる真の原因とも言えます。

ゆるかかと歩きは、足の症状だけでなく、姿勢も改善してくれます。そして結果的に、肩こりや腰痛など全身の問題まで解決へと導いてくれるのです。

人間の体には、**全体のバランスをとって問題を解消しようとする「代償」**という働きがあります。

例えば、首が前に曲がっていると、体は首が曲がっていることにより崩れてしまったバランスを、その分、腰を反らせて対処しようとします。

この機能が備わっているため、**姿勢を正すときは、バランスが崩れている箇所だけでなく、体全体を見て、修正しなければいけません。**

悪い姿勢を、S字の形で積まれた積み木だとします。

その積み木を真っ直ぐにしようとする場合、あなたならどこから直すでしょうか。上から真っ直ぐに直そうとすると、下が不安定なままのため、なかなか難しいでしょう。反対に、下の積み木から真っ直ぐにしていくと、直しやすく、安定しやすいと思います。

これと同じように、体全体を真っ直ぐにするには、まず足元から正しくしていく必要があるのです。

足が正しく使えていないと、体も真っ直ぐにはなりません。

言い換えれば、**悪い姿勢はそもそも、足元の不安定さから順に引き起こされたもの**であるということです。

すでにお伝えしたように、正しい歩き方を身につけると、足の骨の結合が締まって丈夫になります。そうして足が安定感を取り戻すことができれば、全体の姿勢の改善にもつながっていきます。

結果、肩こりや腰痛が改善するだけでなく、それを長く維持することもできるようになります。

このように、ゆるかかと歩きは、歩くのが楽になるだけでなく、太ももやお尻の引き締め、足幅の縮小、また、外反母趾の改善、足全体や腰、肩こりの痛みがなくなるなど、驚くほど多くの効果をもたらしてくれます。

それでは、次のｃｈａｐｔｅｒでは実際にゆるかかと歩きの方法について、お話しします。

column

足に関するよくある勘違い❷

「むくみ」

私の治療院にも、足のむくみにお悩みの方が多くお越しになります。

その多くは、「デスクワークだから」「立ち仕事だから」「運動不足だから」「年だから」などと、と何らかの理由をつけて納得し、あきらめてしまっています。

しかし、あきらめる必要はありません。

むくみは、改善できます。

魚の目やタコと同じで、大切なのは「なぜそうなったのか」、原因を考えること。原因を考えることなく、マッサージや機能性靴下などに頼っていては、根本的な解決にはつながりません。

確かにデスクワークの方や、立ちっぱなしの仕事の方は、むくみやすい状況ではあります。しかし、一日中一切動けない、一切立てない、ということはないはずです。

人間の体は、動くたびに各所の筋肉がポンプの役割を担って、血液が循環するようにできています。

足の中でも特にむくみやすいふくらはぎの筋肉は、足首を動かすことで動きます。

しかし、足首に過剰な負荷がかかると、ふくらはぎの筋肉が硬直してしまい、上手く血液が流れません。

つまり、**むくみやすい方は、足首に過剰に負荷をかけている**可能性が高いのです。

足首に過剰に負荷がかかる原因、それは前傾姿勢・前重心にあります。

前傾姿勢・前重心でいると、常に足首で体を支えることになり、足首に過剰な負荷がかかるのです。このとき、ふくらはぎは常時、緊張状態にあります。

本来筋肉が「硬」↓「軟」↓「硬」↓「軟」を繰り返し、血液を流すポンプになるはずが、ふくらはぎが緊張した状態だと、ずっと「硬」のままのため、ポンプの役割を果たせず、血液が上手く流れないのです。

本書で提案しているゆるかかと歩きのように、重心をかかと側に置き、足を大きく動かすような歩き方をすれば、足首、ひいてはふくらはぎに、常時負担がかかるようなことにはなりません。

正しく歩けば歩くほど、むくみは解消されていくのです。

chapter 3

今日からできる！ゆるかかと歩きの方法

1 正しい立ち方を身につける

ここからは実際に、ゆるかかと歩きの方法をご紹介します。

人間の体の構造上、理にかなった歩き方をするためには、まず、理にかなった立ち方を身につける必要があります。

では、人間の体の構造上、理にかなった正しい立ち方とは、どんな立ち方でしょうか。


83ページの写真をご覧ください。

正しい立ち方は横から見たときに、●印の4箇所が、縦に一直線に並んだ状態です。

どのようにしたら、このように立つことができるのでしょうか。

84～85ページの6つのポイントをおさえながら、立ってみましょう。

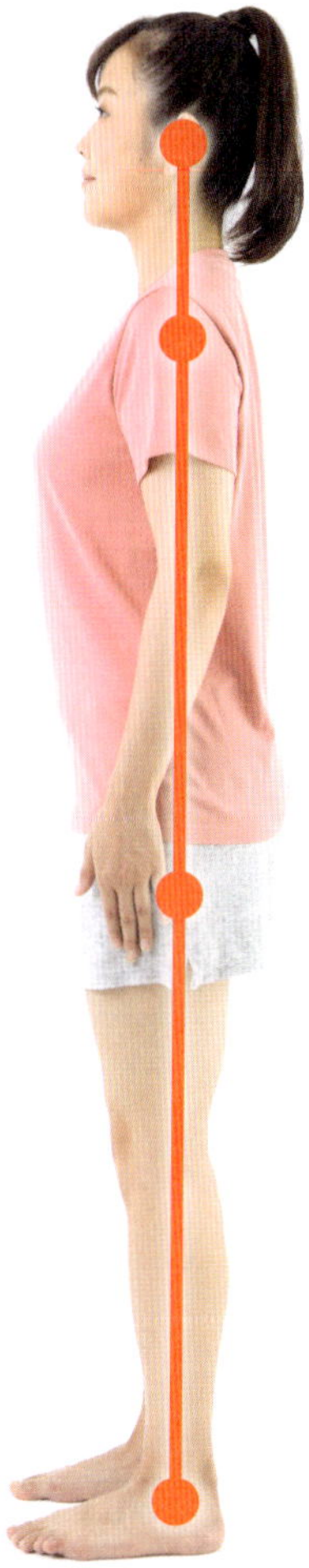

●印の4箇所が、縦に一直線に並んだ状態が正しい立ち方です。

正しい立ち方

壁の前に立ち、全身が映る鏡を横に置いて、一つひとつ確認しながら正しい立ち方を身につけましょう。

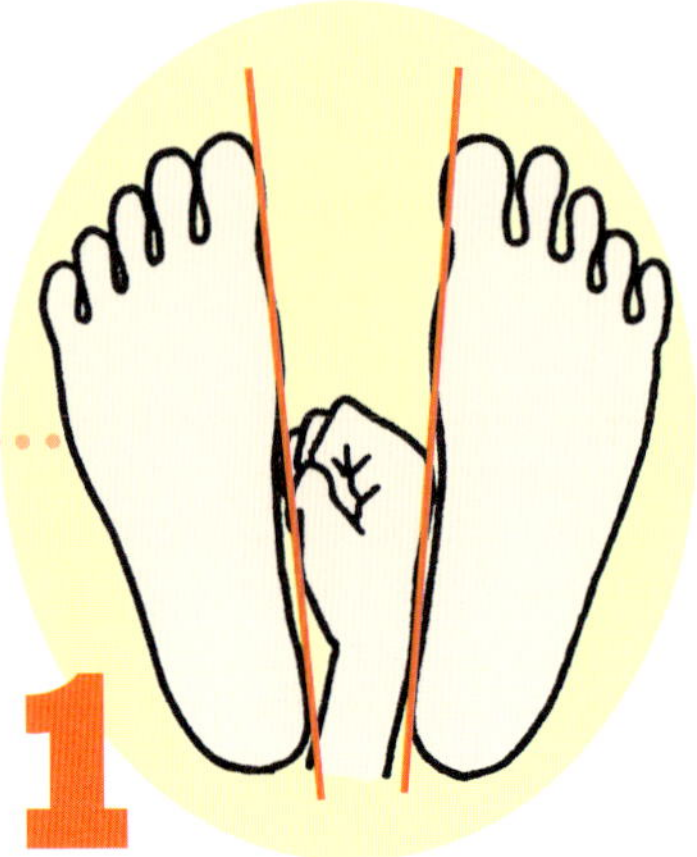

1

足の間を拳一個程あけて立ちます。つま先は、ほんの少しだけ外側に向けましょう。

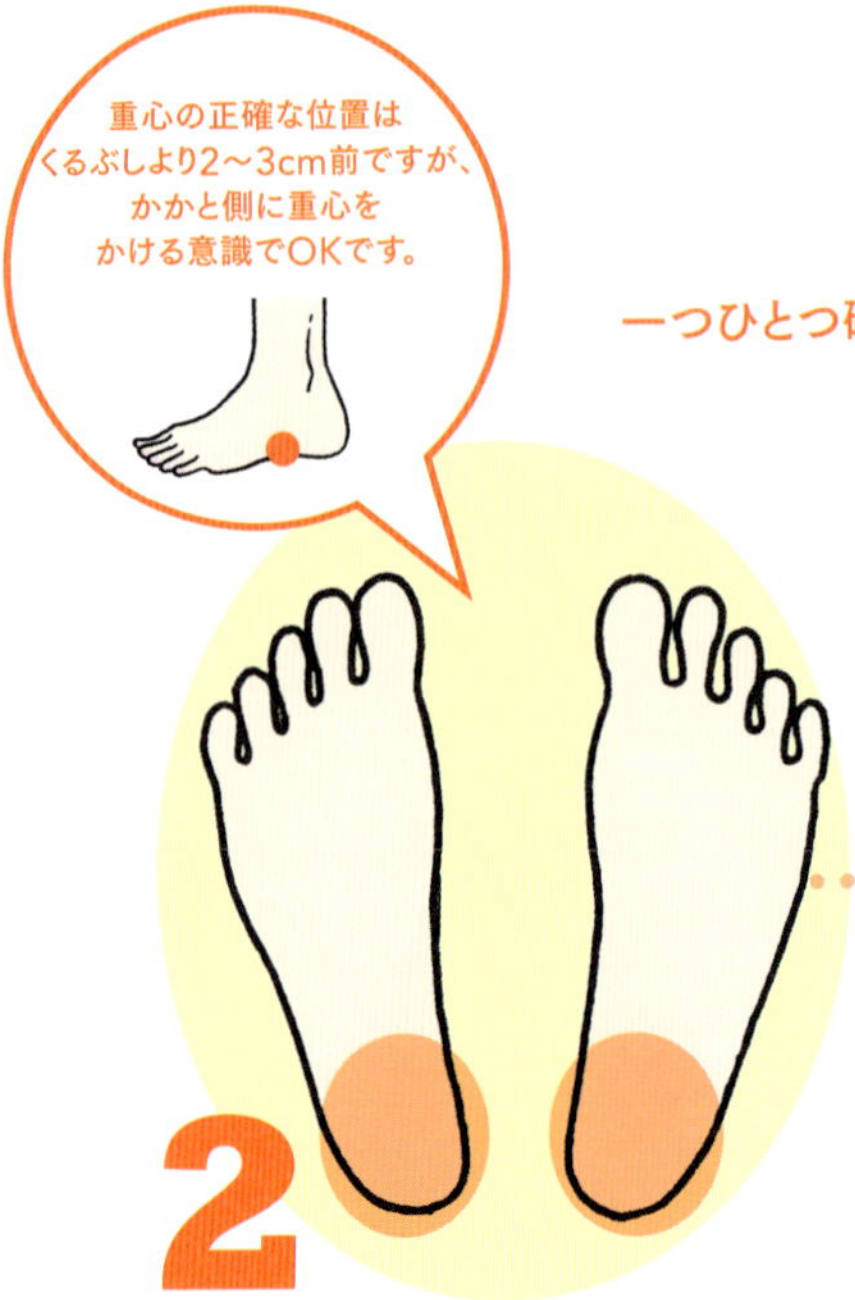
重心の正確な位置は
くるぶしより2～3cm前ですが、
かかと側に重心を
かける意識でOKです。

2

重心は、かかと側にかけるように意識します。また、足の内側に重心がかからないよう注意しましょう。

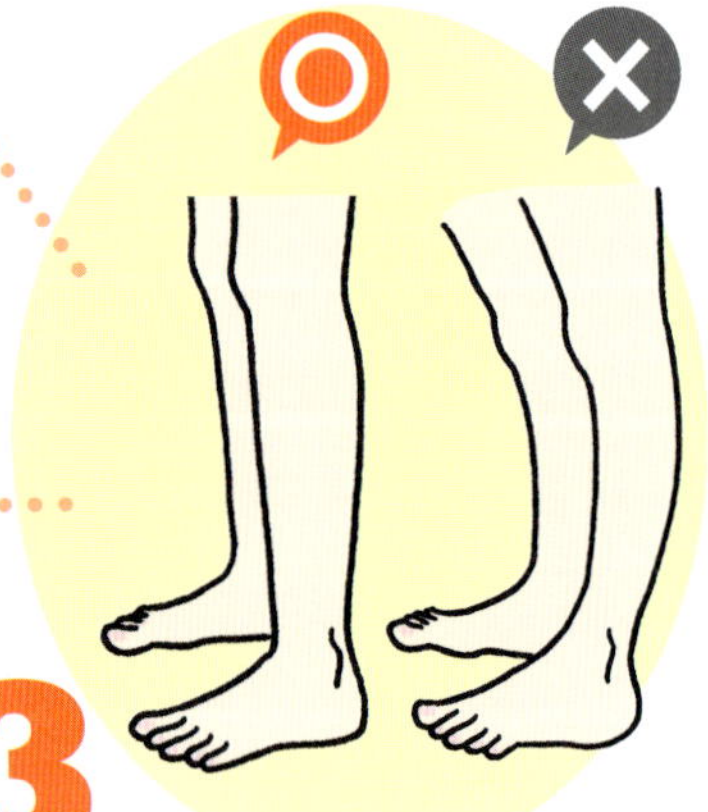

3

ひざの力を抜きます。ひざを反らせないように注意しましょう。

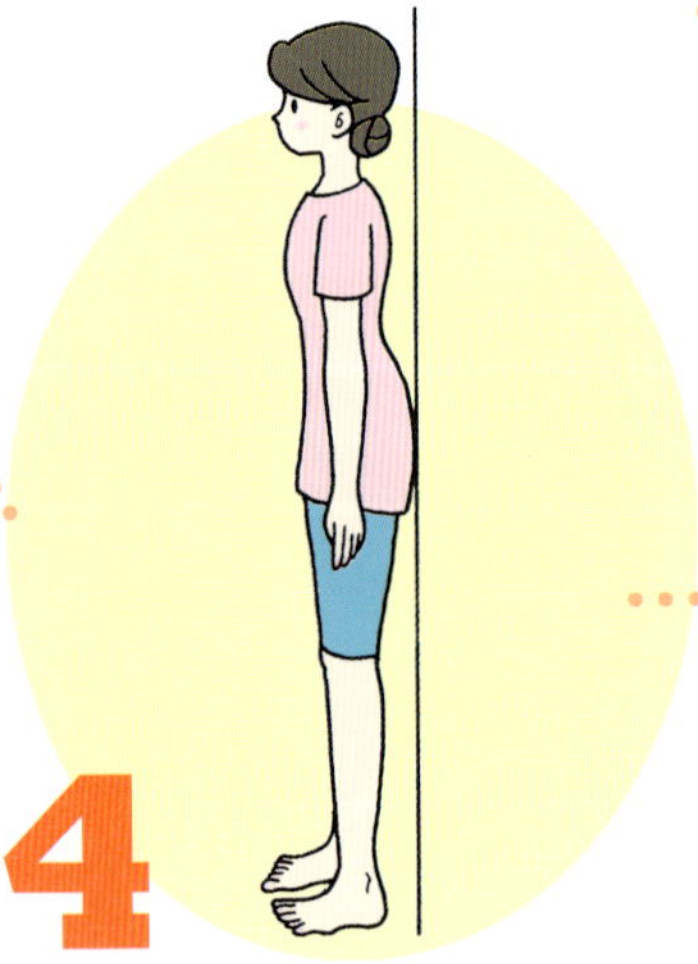

4

お腹をひっこめましょう。

※壁の前で真っ直ぐ立ったとき、お尻が壁につき、背中は壁につかないのが理想です。

正しい立ち方の
完成！

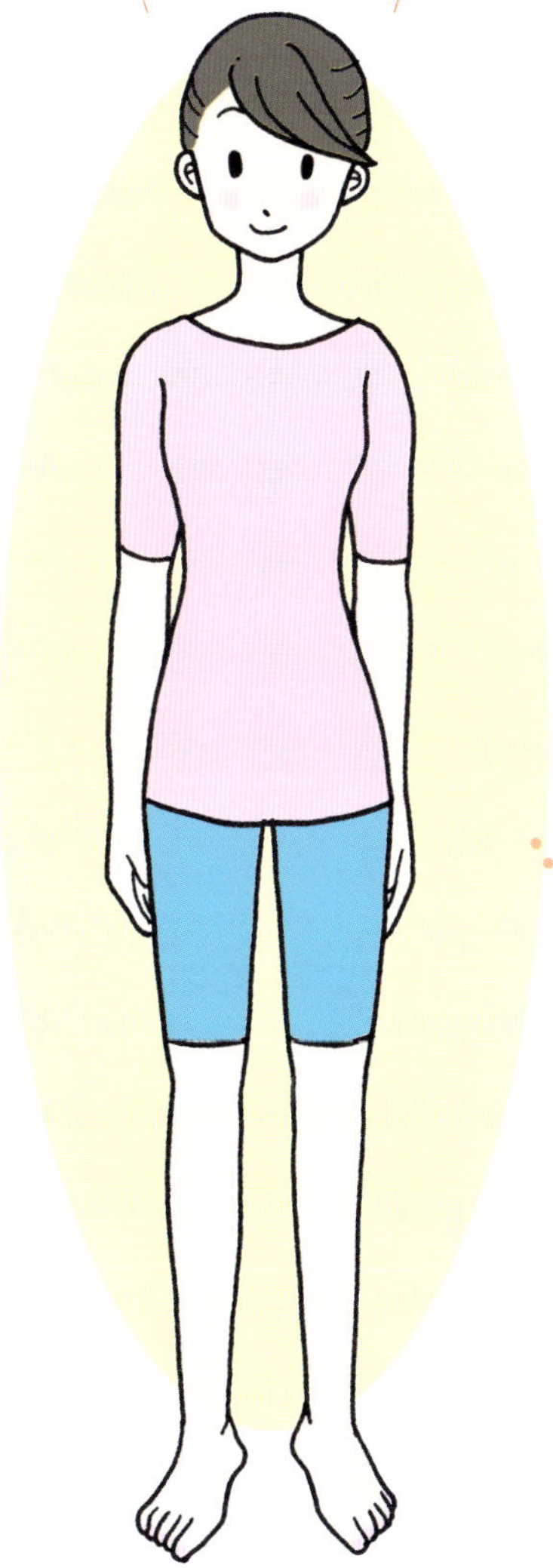

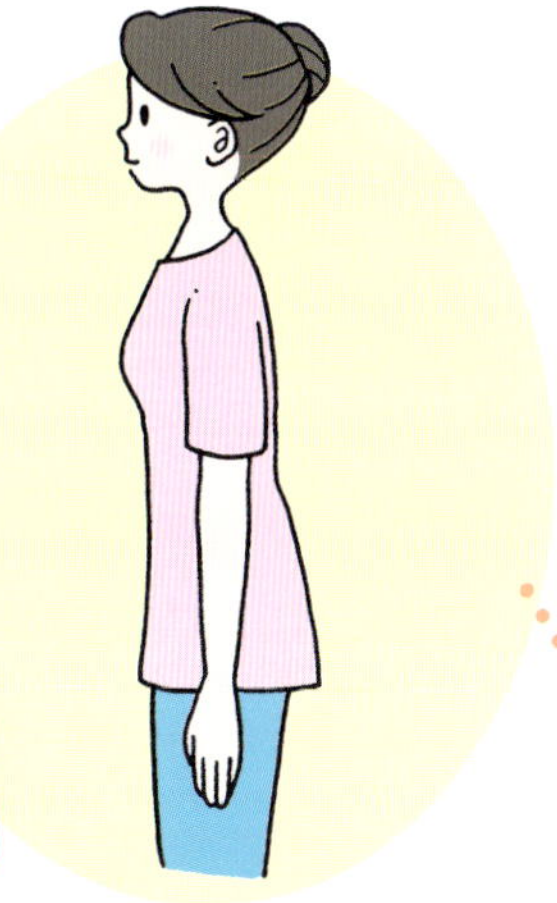

5

手は、体の横に置きます。太ももの真ん中に、中指が来るようにしましょう。また、肩が内側に寄らないよう、しっかり開きます。

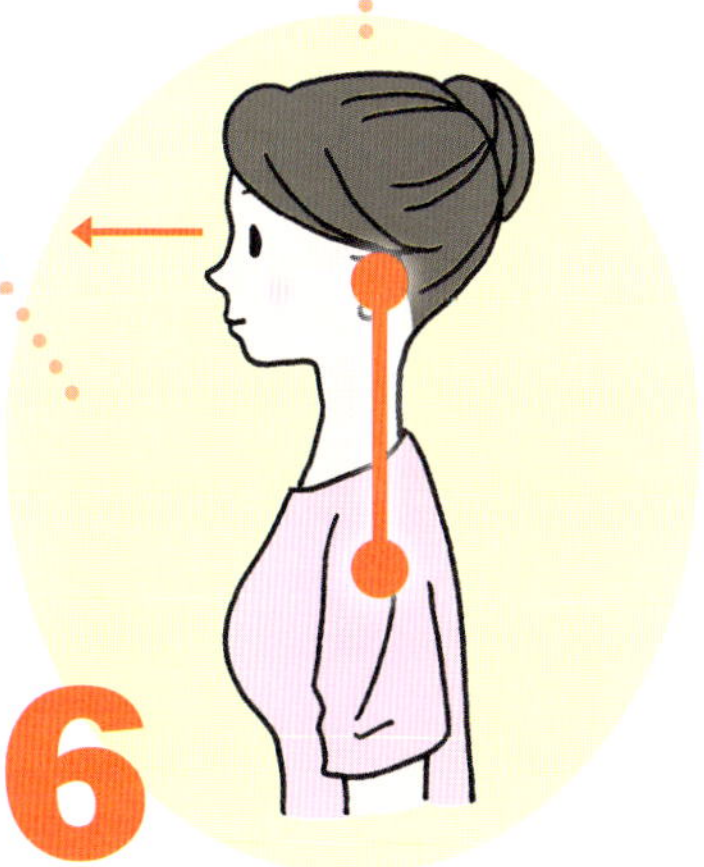

6

目線はまっすぐ前を見ます。このとき、顔は耳の穴と肩の真ん中が一直線につながるようにしましょう。

正しい立ち方をすると、どんな感覚でしょうか。

ものすごくお尻を突き出しているように感じた方もいるかもしれません。しかし、鏡で確認してみると、お尻が突き出ていることはなく、体は真っ直ぐなことがわかるはずです。

お尻を突き出しているように感じるのは、今まで胸を反らし、お腹を突き出すような反り腰で立っていたからです。

胸が反ると、その分、顎を引くことになり、ひざもぴんと伸びてしまいます。この状態は、体の構造上、無理があり、様々な箇所に負担が大きくかかってしまいます。

また、この立ち方のせいで、実際よりもお腹が出ている、太っているように見えてしまっている方はとてもたくさんいらっしゃいます。

もし、正しい立ち方をしてみて腰が痛いと感じるなら、それも反り腰が原因です。

反り腰の方はある程度、改善させてから正しい立ち方に挑戦しましょう。

とても簡単な反り腰の改善方法を、ご紹介します。

❶立った姿勢で顔を下に向けます。
❷足の甲を見ます。
❸そのままの姿勢で、顔だけ戻して正面を見ます。

これだけで、反り腰は改善されます。

反り腰の方は、❶のときに足の甲が見えないはずです。

信号待ちをしているとき、電車の中でなど、ふと気づいたときに、都度、行うといいでしょう。
❶のときに足の甲が見えるようになったら、84～85ページの正しい立ち方に挑戦しましょう。

2 「ゆるかかと歩き」を身につける

正しい立ち方の次は、いよいよ、ゆるかかと歩きの方法です。

ゆるかかと歩きで最も大切なのは、**「かかと側重心で歩くこと」**です。

chapter 2でもお伝えしましたが、歩くときの重心の位置は、正確には、くるぶしより2～3㎝ほど前です。

しかし、実際に歩くときの意識としては、かかと側に重心をかけるという意識でOKです。

ただ、「かかと側に重心をかけましょう」と言っても、なかなか難しいと思います。

最も簡単に、ゆるかかと歩きができる方法をお教えしましょう。

89ページをご覧ください。

簡単にできる、ゆるかかと歩きの方法

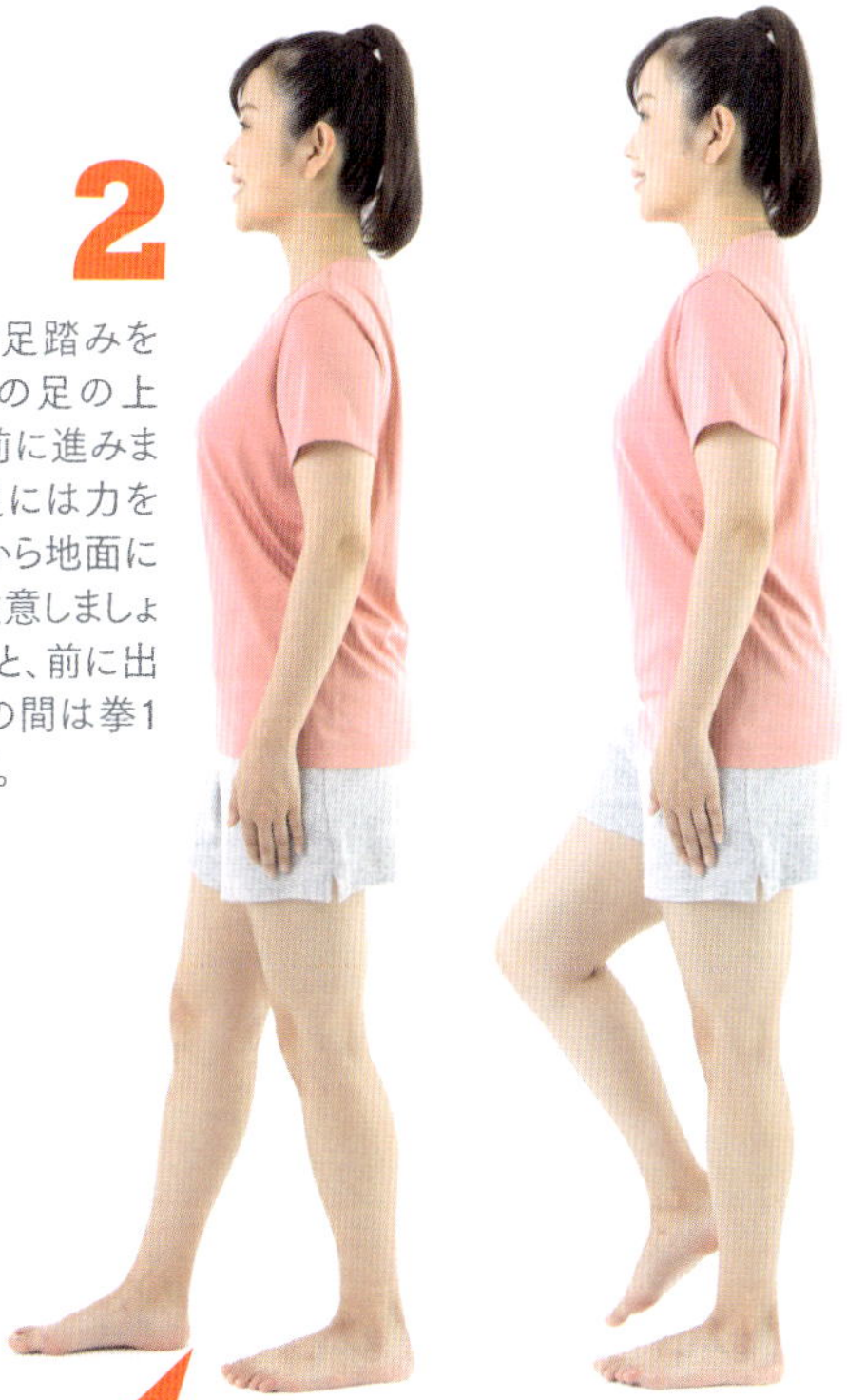

1

84～85ページの「正しい立ち方」で立ったら、その場で足踏みをします。足は、くるぶしの位置まで上げるようにしましょう。地面を蹴り上げる力ではなく、足の付け根の筋肉で足を上げます。

2

何度かその場で足踏みをしたら、そのままの足の上げ方で、ゆっくり前に進みます。前に出した足には力を入れず、前足部から地面につかないように注意しましょう。軸足のつま先と、前に出した足のかかとの間は拳1個以上、あけます。

★

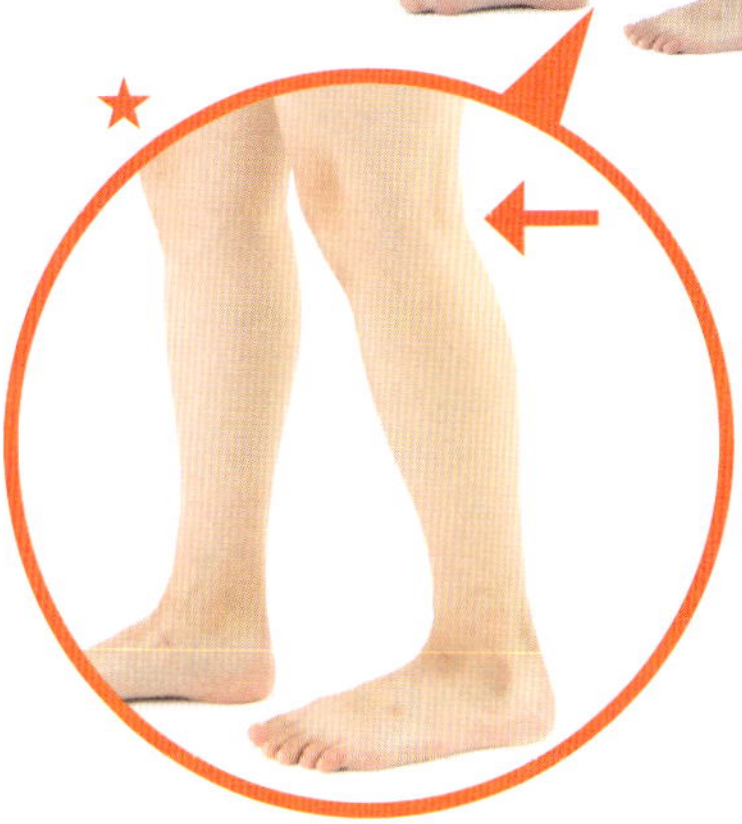

足の親指に力を入れず、かかと側に重心をかけて歩くことを意識しましょう。

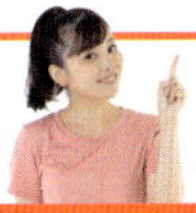

POINT

1. 足を前に出そうとするのではなく、足を上げることを意識する
2. 体が足より先に前に出ないようにする
3. 後ろの足のひざは、真っ直ぐに伸ばしきらない（★写真参照）

この方法で歩くと、前足部側にはあまり重心がかからず、かかと側重心で歩けます。足の指をほとんど使っていないように感じるかもしれませんが、それで大丈夫です。なぜなら、今まで足の指を過剰に使いすぎていたことで足の指を使っていないように感じるだけだからです。足を前に踏み出したときに、重心はかかとから指のほうに自然に移動しています。

そのため、**「かかと側重心」を意識するだけで十分**なのです。

ゆるかかと歩きで歩くと、足がふだんより上がっているのを実感できるかと思います。足は、足のくるぶしの位置まで上げるのが、理想です。

多くの方はきちんと足を上げて歩く習慣がないので、意識的に足を上げるようにしましょう。最初は鏡を見ながら、足の上がり具合を確認すると良いでしょう。

ゆるかかと歩きの方法がわかっても、すぐにそれをふだんの生活で実践することはなかなか難しいかもしれません。

次ページから、ゆるかかと歩きを習得するための効果的なトレーニング方法を5つ、ご紹介します。

5つのトレーニングはすべて、ゆるかかと歩きの感覚を身につけるためのものです。

やればやるほど、ゆるかかと歩きが早く身につくようになります。

まずは一つずつ、チャレンジしてみて、最もやりやすいものを見つけたら、それを毎日続けましょう。

無理なくできるようになったら、他のトレーニングに移行します。

1日10分、トレーニングするだけでOKです（ニーレイズのみ、1日片足10回ずつ）。

著者運営サイトで
ゆるかかと歩き＆
5つのトレーニングを
動画で確認できます！

※スマートフォンやタブレットでQRコードを読み取れるアプリを使ってチック！

ゆるかかと歩きトレーニング

5つの中から、やりやすいものを見つけて、
まずは1つのトレーニングを繰り返すようにしましょう。
無理なくできるようになったら、次のトレーニングに挑戦しましょう。

かかとだけ歩き

1日10分

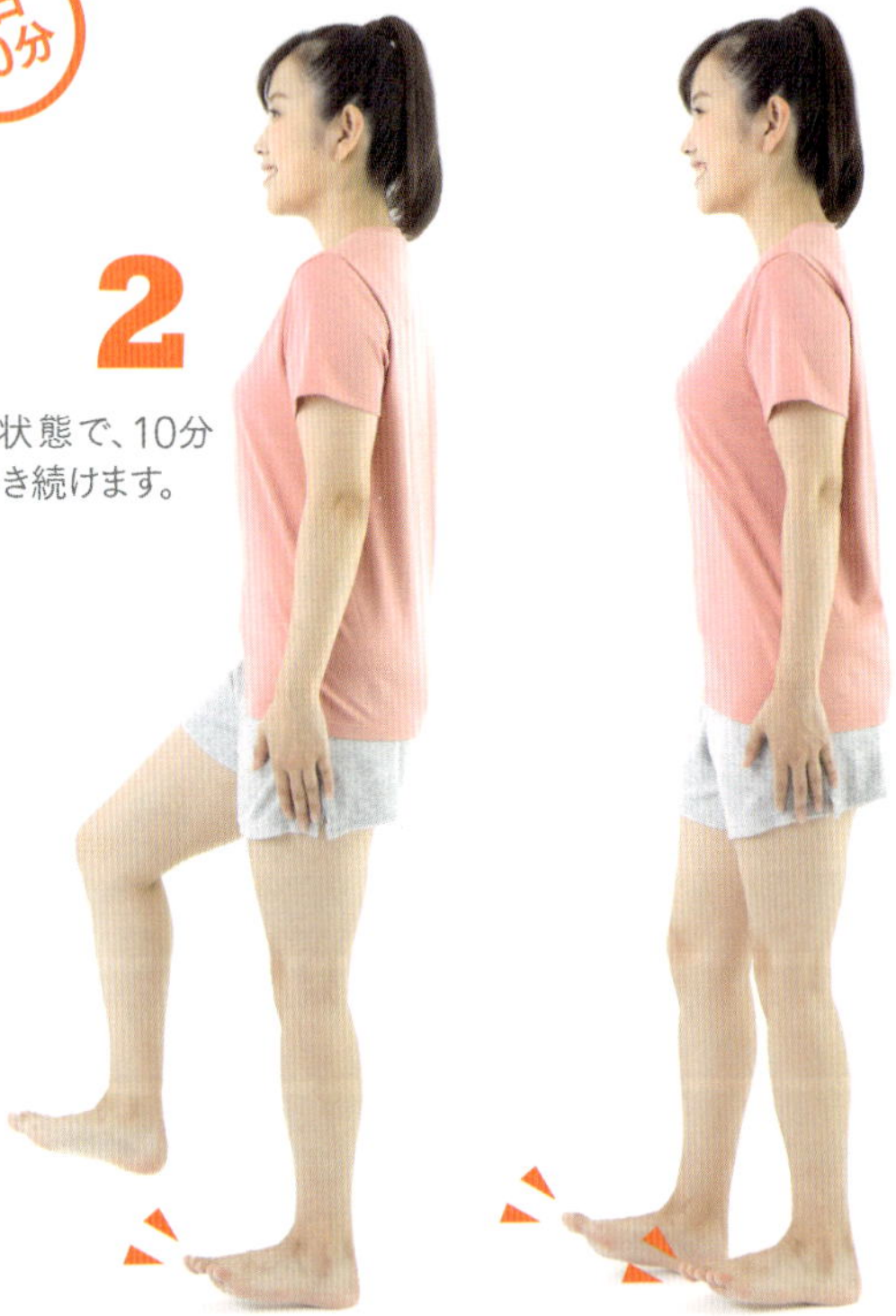

1

両足のつま先を上げて、かかとだけを地面につけます。

2

この状態で、10分間歩き続けます。

かかと側重心の感覚をつかむためのトレーニングです。

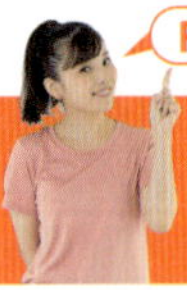

POINT

ひざを突っ張らせずにしっかり曲げて、意識的に上げましょう。

二段階歩き

重心が一気に前に移動しないようにするためのトレーニングです。

1 片方の足を前に出します。前に出した足のつま先を上げてかかとだけを地面につけます。この状態から、スタートします。

2 前に出した足のつま先を地面につけるのと同時に、後ろの足を前に出します。

3 前に出した足のつま先を上げて、かかとだけを地面につけます。これを、10分間、繰り返しながら前に進みます。

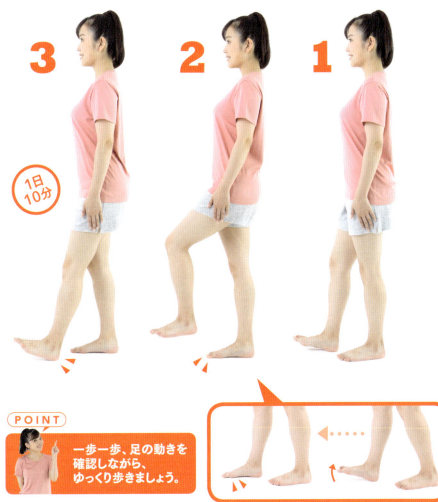

1日10分

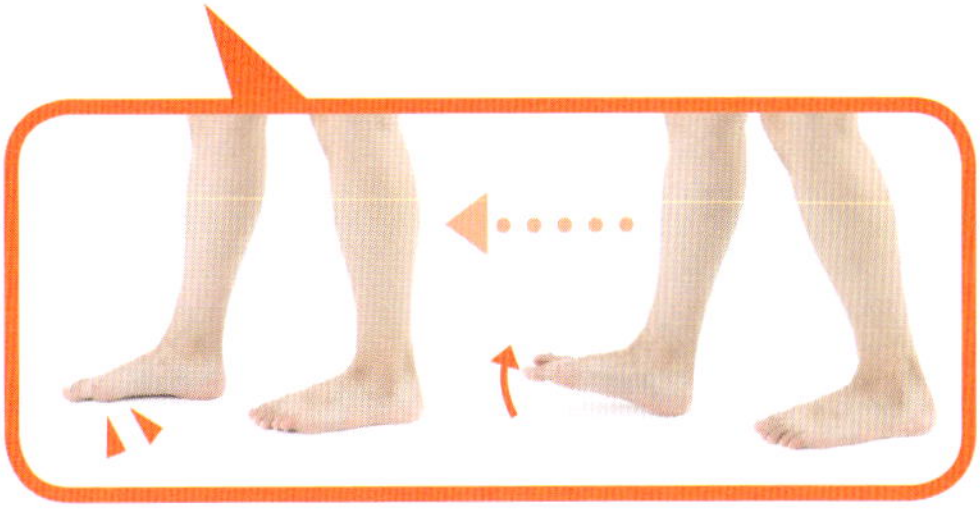

POINT

一歩一歩、足の動きを確認しながら、ゆっくり歩きましょう。

ニーレイズ(もも上げ)

1

片方の足をひざが90度になるよう上げます。

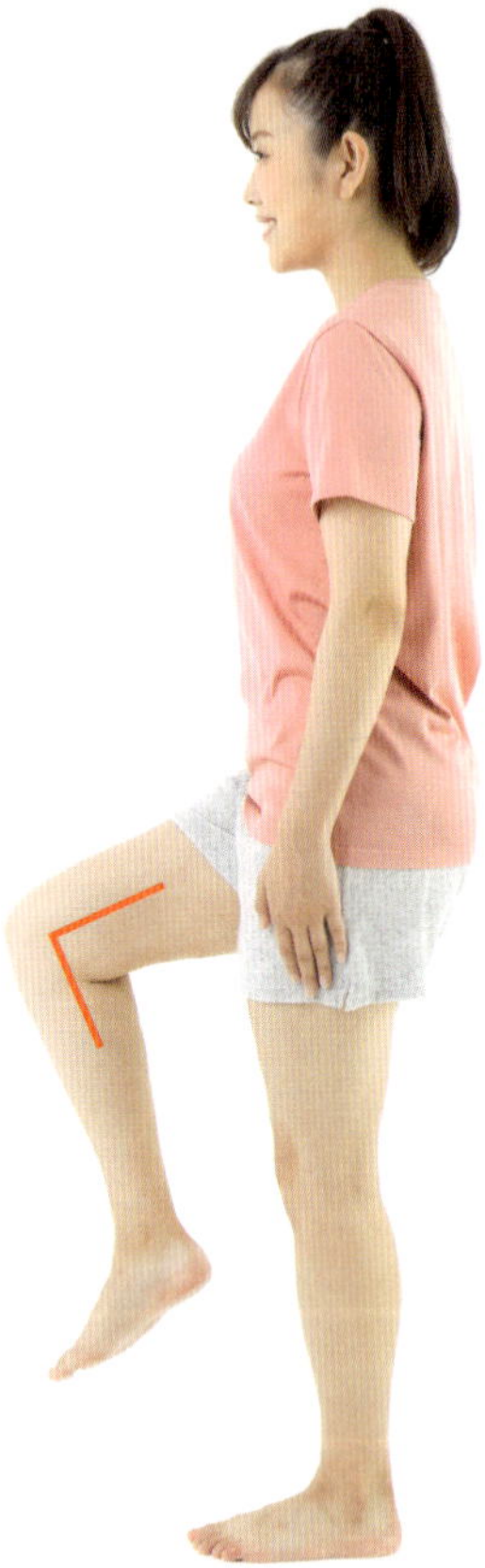

1日片足10回ずつ

2

そのまま、上げた足を地面すれすれまでおろします。片足10回ずつ、行います。

※バランスがとれず、ふらついてしまう場合は、片方の手を壁について行うと、やりやすくなります。

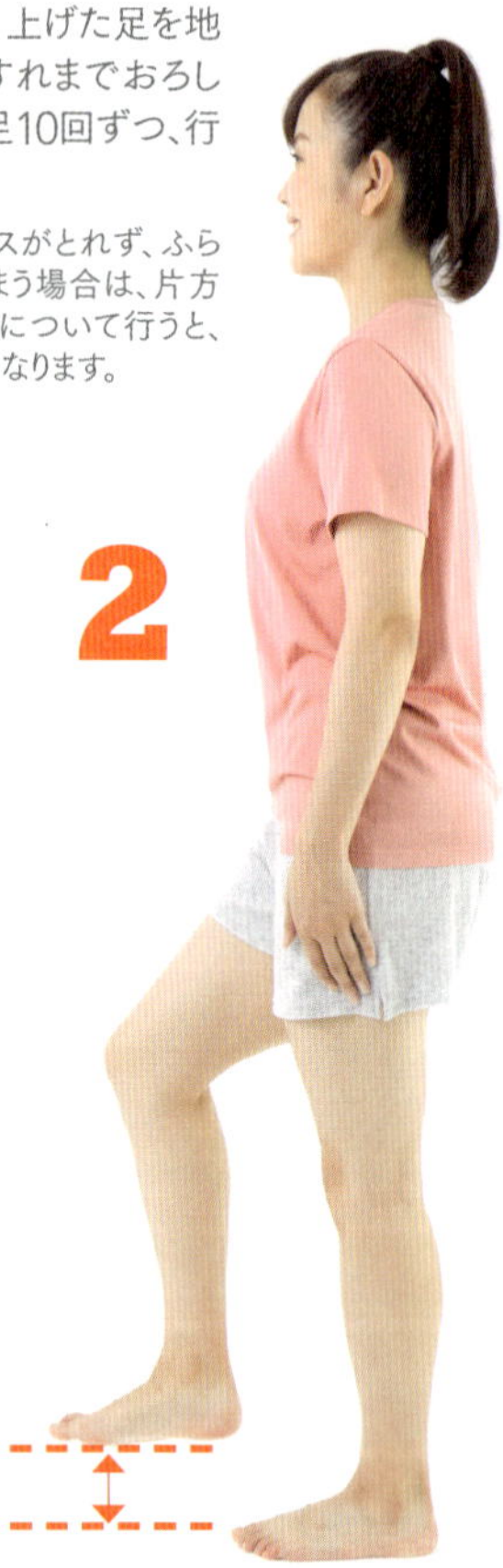

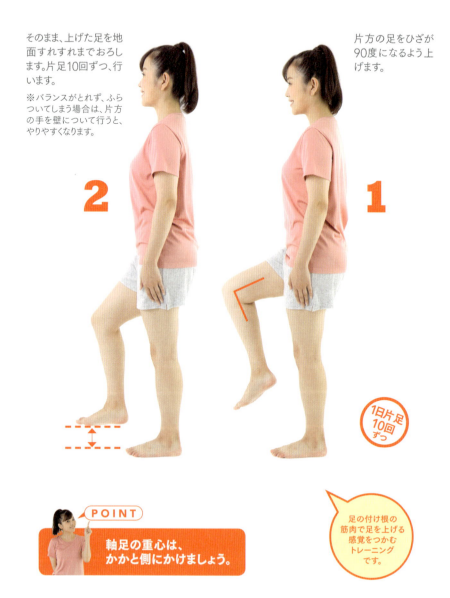

足の付け根の筋肉で足を上げる感覚をつかむトレーニングです。

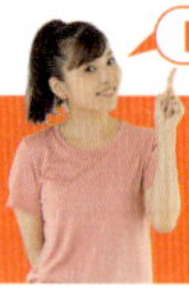

POINT

軸足の重心は、かかと側にかけましょう。

円描き歩き

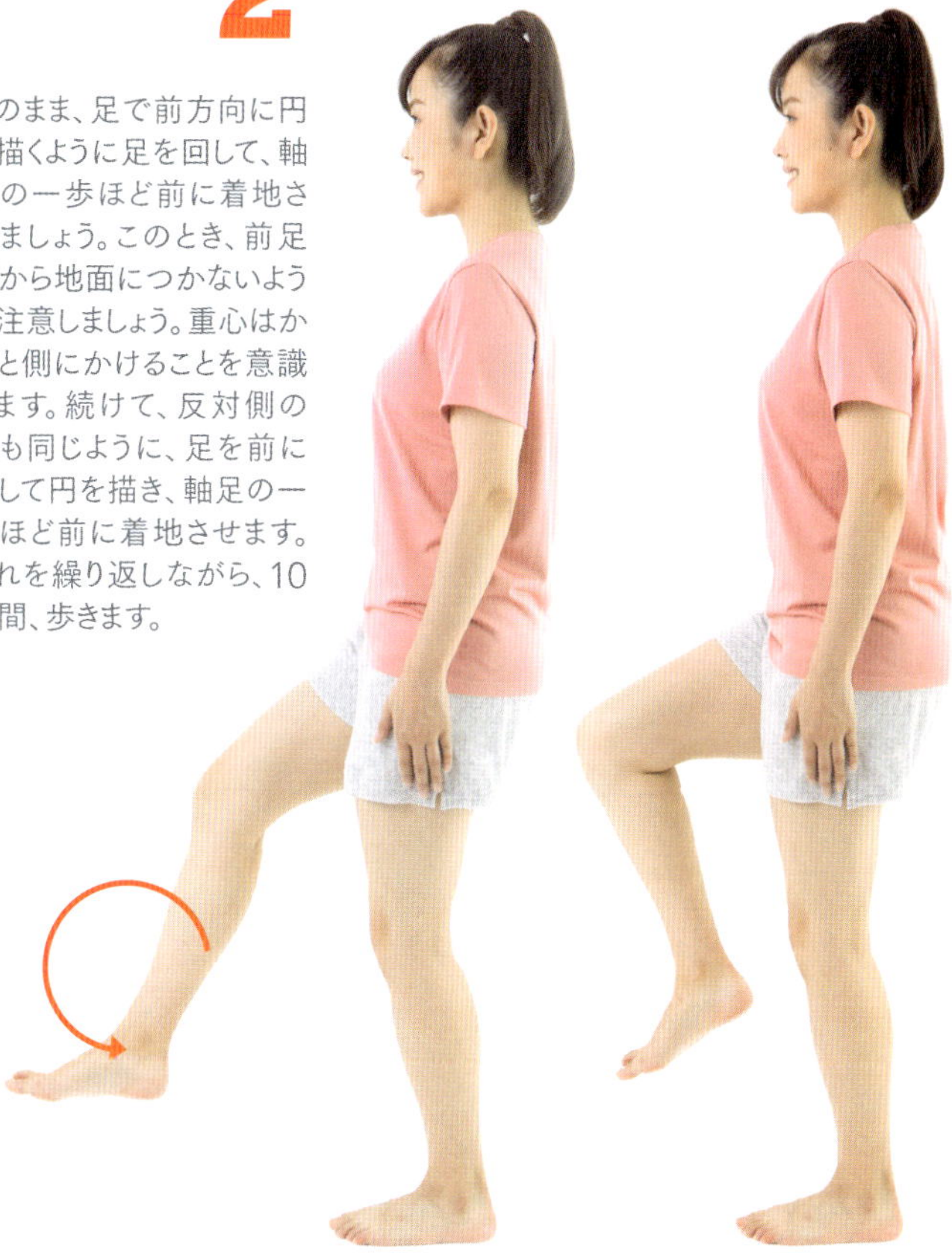

1

片方の足のひざが90度になるよう上げます。

2

そのまま、足で前方向に円を描くように足を回して、軸足の一歩ほど前に着地させましょう。このとき、前足部から地面につかないように注意しましょう。重心はかかと側にかけることを意識します。続けて、反対側の足も同じように、足を前に回して円を描き、軸足の一歩ほど前に着地させます。これを繰り返しながら、10分間、歩きます。

1日10分

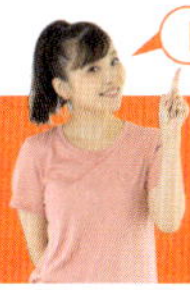

POINT

自転車をこぐときの足の動きをイメージして行いましょう。

ゆるかかと歩きの足の動きの感覚を身につけるためのトレーニングです。

タオル蹴り歩き

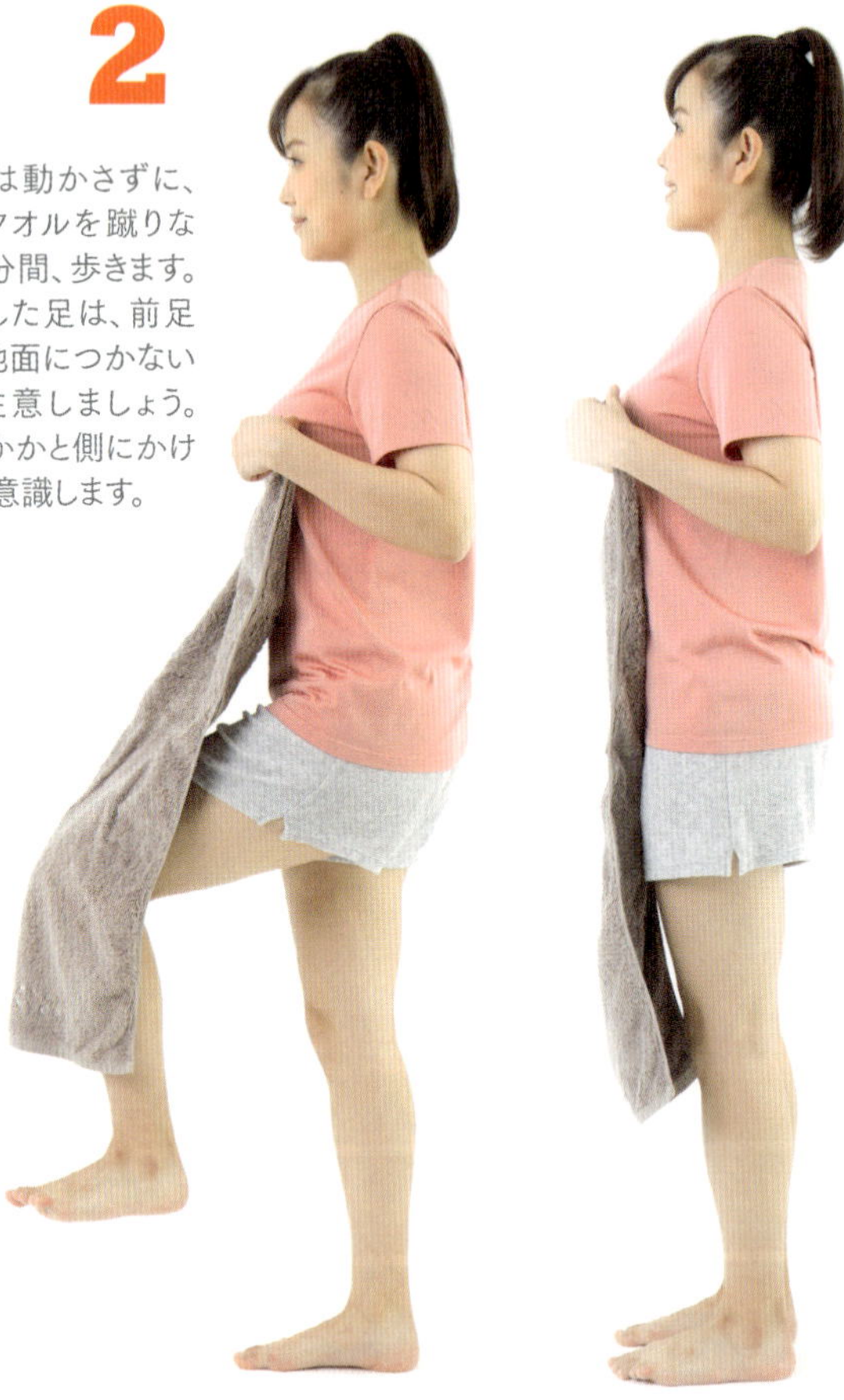

1

フェイスタオルを両手で持ち、胸の前で縦に垂らします。

2

上半身は動かさずに、ひざでタオルを蹴りながら10分間、歩きます。前に出した足は、前足部から地面につかないように注意しましょう。重心はかかと側にかけることを意識します。

1日
10分

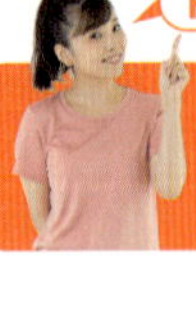

POINT

胸からタオルが離れないようにしましょう。

歩くときに、体からではなく、足から前に出る感覚をつかむトレーニングです。

3 外側重心の感覚を身につける

ゆるかかと歩きは、かかと側と外側に重心をかける歩き方ですが、外側重心に関しては意識するのが難しいかもしれません。

しかし、ゆるかかと歩きが正しくできていれば、足の形状上、その時点で外側重心になります。

つまり、**かかと側重心だけを意識すれば、自然とかかと側＆外側重心になるということです**。

ただ、歩くときに親指に力を入れて踏ん張ってしまう内側重心の癖が極端に強い方は、かかと側重心を意識するだけでは、その癖が抜けないかもしれません。

そんな方は、次の2つを意識するようにしましょう。

お尻を締める

正しい立ち方で立ち、立った状態でお尻に力を入れて締めましょう。

すると、足の外側に重心が移り、内側は浮きそうな感じになりますが、その状態こそが外側重心です。

「外側に重心をかけよう」と思わなくても、お尻を締めて「足の親指に力を入れるのをやめる」ことができれば、それでＯＫです。

慣れるまでは親指が少し浮いてしまうかもしれませんが、意識してできるだけ浮かさないようにしましょう。

足の外側に重心をかけるとＯ脚になるのでは？　と誤解される方がいらっしゃいますが、そんなことはありません。

鏡の前に正面を向いて立ち、足の外側に重心をかけた状態でまっすぐ歩行を進めると、ひざの向きが外ではなく、まっすぐ前を向いているのがわかるはずです。

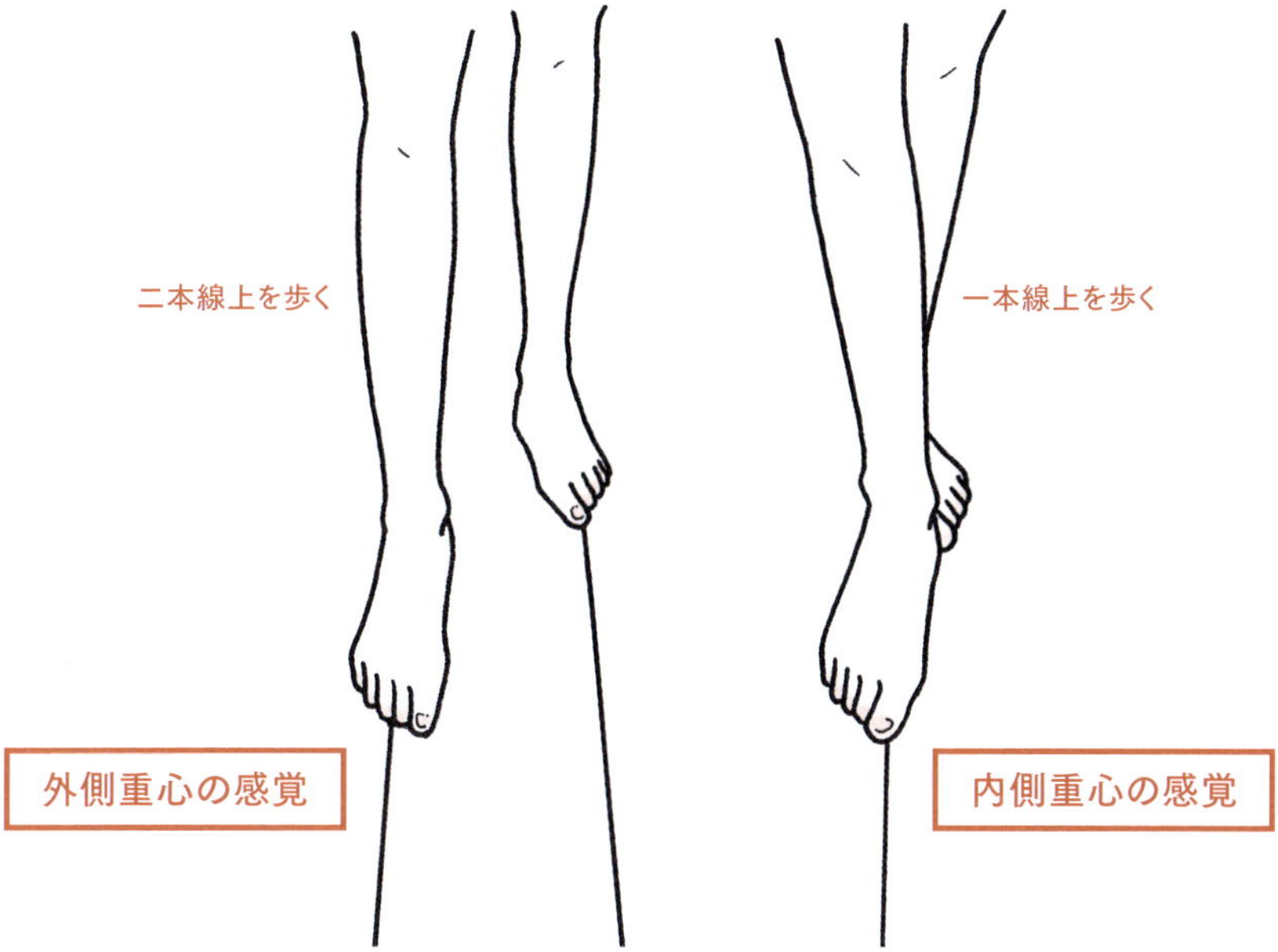

●二本線上を歩くイメージを持つ

外側重心の感覚は、線路のような二本線の上をそれぞれの足で踏みながら歩くときの感覚と似ています（上のイラスト参照）。

反対に、内側重心の場合は、一本線上を踏みながら歩くときの感覚に似ています。

二本線上を歩くイメージで歩くと、外側重心を身につけやすいでしょう。

外側重心で歩くと、がに股で歩いて

いる感覚になるかもしれませんが、実際には、まっすぐに歩けているのでご安心ください。

ゆるかかと歩き自体は、決して難しくはありません。

ただ、長年の歩き方の癖のせいで、難しく感じる方もいらっしゃるでしょう。

その癖を改善し、ゆるかかと歩きに「上書き」していくには、トレーニングが重要です。

根気が必要なその代わり、ゆるかかと歩きを身につけたときに、あなたが手に入れる健康効果は素晴らしいものがあります。

92〜96ページの5つのトレーニングを続ければ、ゆるかかと歩きは自然と身についていきます。

一生ものの歩き方を手に入れるためにも、頑張って続けていきましょう。

「ゆるかかと歩き」チェックリスト

- □ 前に出す足がくるぶしの位置まで上がっている
- □ 前に出す足に力が入っていない
- □ 足が体より先に前に出ている
- □ 前足部から地面についていない
- □ 重心が、かかと側にかかっている
- □ 地面を蹴り上げる力ではなく、足の付け根の筋肉で足を上げている
- □ 二本線上を歩く感覚で歩けている
- □ 鏡に向かって歩いてみたときに、ひざのラインがまっすぐに見える

すべてにチェックがついたら、
ゆるかかと歩きができているということ。
1つでもチェックがつかなかったときは、
5つのトレーニングを繰り返して、
ゆるかかと歩きをマスターしましょう。

column

足に関するよくある勘違い❸

「O脚」

O脚の方は、その隙間をなんとかしようと、ひざ頭同士を寄せる努力をしがちです。

しかし、それではO脚は正しく治りません。

実際に、鏡の前に立ち、ひざ頭同士を寄せるようにして立ってみるとわかります。

その状態で次の3つを確認してみましょう。

・土踏まずは、潰れてなくなってしまっていませんか?

・太ももはひざ頭を寄せる前より太く見えませんか?

・ひざ頭は、正面ではなく内を向いていませんか?

決して、想像していたようなきれいな脚の形ではないのではないでしょうか。

脚は構造上、ひざ頭とひざ頭を寄せることで脚の隙間がなくなることはありません。

むしろその反対で、脚の隙間は、ひざの裏側の内側同士を寄せることで、なくなるのです。

では、鏡の前に立ち、今度はひざの裏側の内側同士をくっつけるように寄せてみてください。お尻を締めるようなイメージです。

そうすると、土踏まずが浮いてきて、ひざ頭は正面を向き、そして太ももは先ほどより細く見え、脚全体も美しい形に見えるはずです。

O脚を改善しようとするならば、ひざは前ではなく、後ろを寄せなくてはいけないのです。

歩き方にも同じような改善が必要です。

一本線上を歩くような、足の内側に重心をかけた歩き方だと、よりO脚傾向が強くなります。

ゆるかかと歩きのように、かかと側重心かつ外側重心で歩くと、足の向き自体が真っ直ぐになり、だんだんとO脚が改善されていきます。

実は、「腰の横が張っている」「ひざの内側に余分な肉がついている」なども、その原因は同じです。

美容大国の韓国では、この向きに足をトレーニングするマシンを足の美容整形外科医が開発しているほどです。

O脚も、かかと側重心&外側重心であるゆるかかと歩きを身につけることで、改善することができます。

chapter 4

ゆるかかと歩きを
もっと知る

1 ゆるかかと歩きのうれしい効果

ゆるかかと歩きにより、これまで多くの方が様々な症状を改善してこられました。
その総数は、１８００例を越えます（２０１９年8月現在）。
中でも印象に残っているお二人のお話をご紹介しましょう。

富永久美子さんのケース（50代女性）

腰痛・肩こり、足の慢性的なむくみが改善！

久美子さんは福岡の方で、ご家族で整骨院を営まれていらっしゃいます。
元は看護師で、当時は整骨院の受付などをご担当されていました。

治療家であるご主人は長年、外反母趾の改善に取り組んでこられていたそうです。日本中にある様々な技術を調べ、テーピングやサポーター、指のトレーニングやマッサージなど、出回っているものはほとんど試したとのこと。

しかしどれも効果的なものはなく、なかなか思うような成果が上がらないことで、あきらめかけていたとのことでした。

そんな中、ひょんなことから「ゆるかかと歩き」のことを知り、ぜひ一度詳しく話を聞きたいと、福岡からわざわざ大阪まで、訪ねてこられたのです。

そのときに久美子さんも、一緒にいらっしゃいました。

お二人とも、歩き方がとても悪かったのを、よく覚えています。

実際に親指の角度を測ってみると、奥様は外反母趾になっていました。

右足の拇指角（親指の曲がっている角度）は、22・4度もあります。これは中度の外反母趾です（109ページ写真参照）。

詳しくお話をお聞きすると、外反母趾部分に痛みこそないものの、腰痛や肩こり、足の慢性的なむくみやだるさは長い間感じていたとのことでした。

それらの痛みが足から来ているなどとは、今まで考えたこともなかったそうです。

「自分の足が、あまりに悪い状態だったことが衝撃だったものの、これまで感じていた不調の原因が歩き方にあると知り、逆に視界がパーッと開けるようでした」

そんなこともあり、ご自身の整骨院で教えるにあたり、まずはお二人ともご自分の歩き方の改善をしなくてはと、ゆるかかと歩きに取り組まれました。

最初に計測したのは2月末。22・4度だった右足の外反母趾は、約5カ月強が過ぎた8月頭の測定では、14・4度にまで良くなりました（109ページ写真参照）。15度を切れば、一般的な基準では外反母趾ではないと言われています。外反母趾がものの数カ月で、治ってしまったことになります。

それに伴い、**長年の悩みだった腰痛や肩こり、足のだるさやむくみ、さらには猫背までも改善**。もちろん、歩くのもすごく楽になったと喜んでいらっしゃいました。

久美子さんは、歩き方でこんなにも体が変わることを身をもって体験された後、この感動を伝えたいと、今ではご主人と一緒に、地元で正しい歩き方を広めておられます。

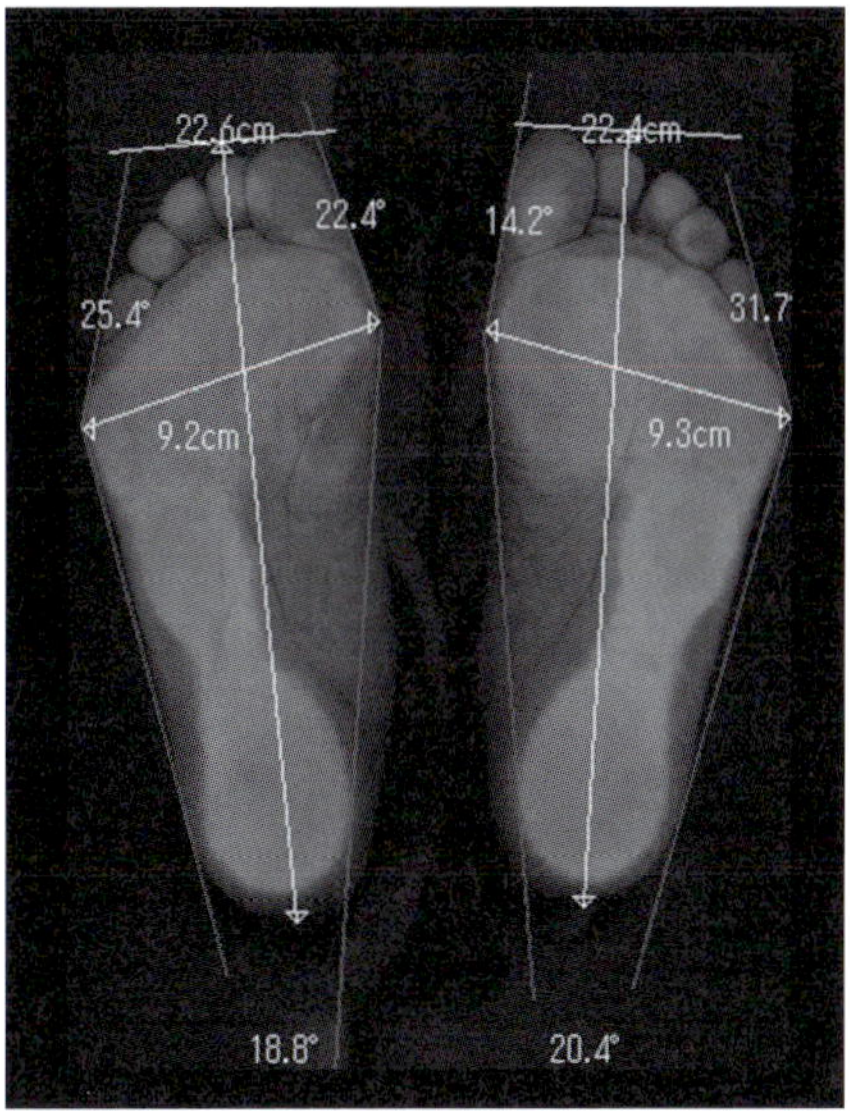

右拇指角度　22.4°
-8.0°　14.4°

左拇指角度　14.2°
-4.4°　9.8°

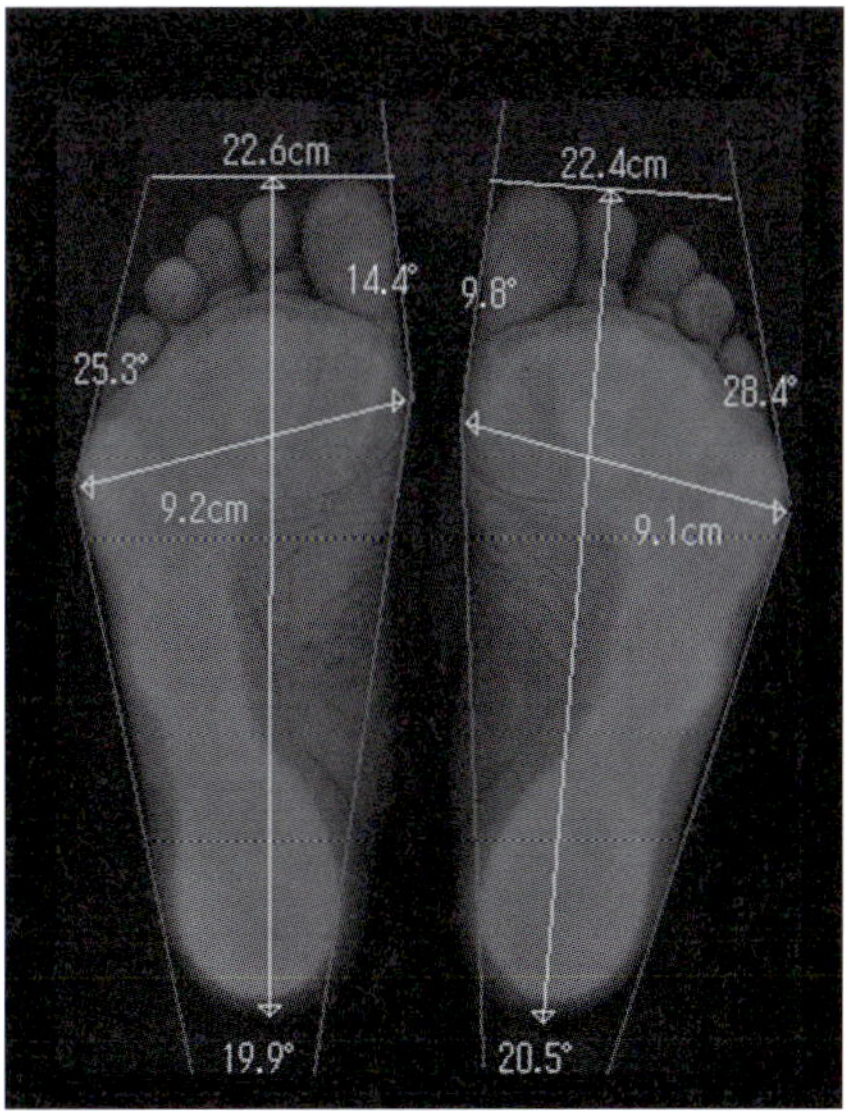

右足の外反母趾が
正常値に改善。
左足も外反母趾では
なかったものの、
さらに角度が緩やかになり、
安定して歩けるように。

Hさんのケース(20代女性)

ウエスト・ヒップ・太もものサイズがダウン!

Hさんは元々、外反母趾にお悩みで治療院にお越しになりました。

研究職で、仕事中はほとんど立ちっぱなし。その間、足の親指の付け根が痛むことが、悩みだったそうです。

仕事を続けていくためにも何とか改善したいと、治療院にいらっしゃいました。

ゆるかかと歩きを習われた数回で、外反母趾の痛みはほとんど感じなくなり、歩くのもすごく楽になったと、とても喜んでおられました。

外反母趾の出っ張り自体も、順調に改善していたある日、Hさんに**「ゆるかかと歩きって、脚も細くなったりしますか?」**と聞かれたのです。

いつもパツパツだったズボンが、最近どんどん緩くなっている気がする、とのこと。

Hさんは補正下着で有名なMというメーカーの下着を愛用されているそうなのですが、Mは体の状態にあった適正な下着をつけてもらうために、定期的にスタッフが採寸をしてサイズを調整するのだそうです。

Hさんは、**ゆるかかと歩きを始めた時期から、ウエスト・ヒップ・太もものサイズが、どんどん小さく**なっていき、店員さんに「何かしていますか？」と驚かれたそうです。

しかし当時はまだ私も、ゆるかかと歩きで「脚の形」が改善することまでは、気づいていませんでした。

その後、Hさんは、ゆるかかと歩きの様々な効果にとても喜び、私のところに5～6人のご友人をご紹介してくださったのですが、そのご友人たちも、Mの下着を着用されていました。

そして皆さん、ゆるかかと歩きを始めた時期から、同じようにウエスト・ヒップ・太もものサイズがどんどん小さくなっていったのです。

そしてついには、その下着メーカーMのスタッフの方までもが「一体どんな歩き方を教えているんだろう」と、治療院に通われるまでになりました。

この一連の出来事があった後、これまでゆるかかと歩きを習得された方々にお話をお伺いしてみました。

すると、**ズボンがはきやすくなった、体形がすっきりした、ふくらはぎが細くなった、彼氏に指摘されて脚の形の変化を感じた**など、様々な変化を感じていたようです。

中には、**ウエストがマイナス９㎝、太ももがマイナス５㎝**になった方もいらっしゃいました。

歩き方が変われば、使う筋肉が変わります。

それに伴い、体が変わるのは考えれば当然のこと。

今は、ゆるかかと歩きによって脚や体が引き締まることも、自信をもってお伝えしています。

よくある質問 1

ハイヒールでも、ゆるかかと歩きはできますか？

ハイヒールはその形状上、重心が前にかかり、前足部側で立ったり歩いたりすることになります。

よく先の尖ったその形が、外反母趾の原因になると考えられていますが、前重心になってしまうことこそが、外反母趾を引き起こす大きな原因です。

ゆるかかと歩きは、かかと側に重心を置く歩き方です。いわば、ハイヒールを履いている状態とは真逆です。

正直なところ、**ハイヒールのかかとの高さが高くなれば高くなるほど、ゆるかかと歩きをすることは難しくなります**。

今すぐにできる対策としては、できるだけ低いハイヒールを履くようにし、歩くときもできる限り、かかと側に重心をかけて歩くように気をつけることです。

しかし、仕事上やおしゃれのために、高さのあるハイヒールを履きたい・履く必要がある場面もあるでしょう。

そんな方におすすめしたいのは、ハイヒールでもゆるかかと歩きがしやすくなる、「ハイヒール用インソール」です。

株式会社インパクトトレーディングの販売する「スーパーフィート」の「イージーフィット ハイヒール」が特におすすめです。

これをかかとにはめることによって、ハイヒールの中にかかとが乗る台ができ、ハイヒールを履いていても、ゆるかかと歩きが非常にしやすくなるのです。

反対に、ハイヒールのときに避けていただきたいのは、前足部の下に、パッドなどのクッションのようなものを入れることです。

つま先に負担がかかるからといって柔らかいものを入れてしまうと、安定感がなくなり、足がぐらつき、足への負担がさらに大きくなってしまいます。

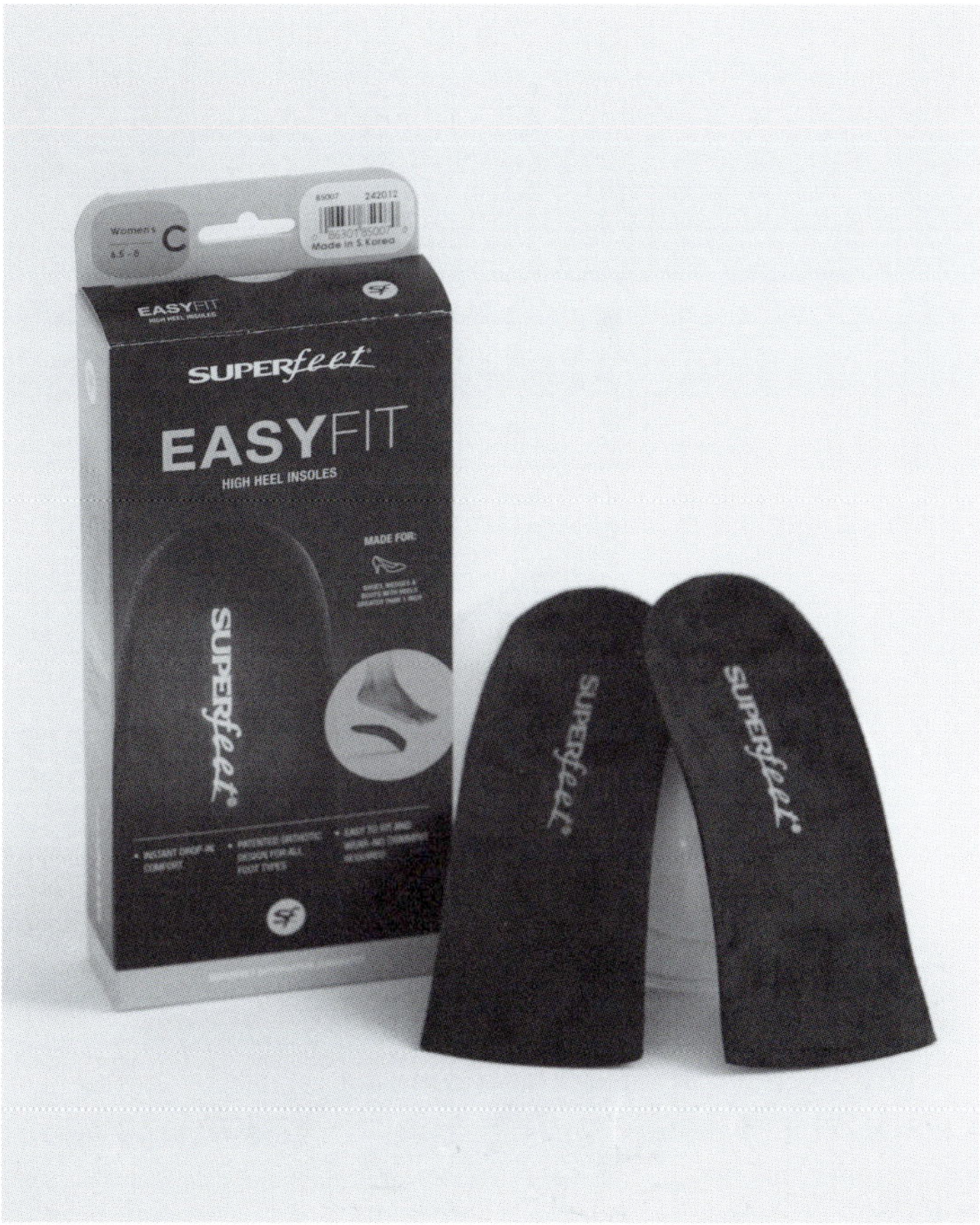

イージーフィットハイヒール
インソールを使えば、ハイヒールでもゆるかかと歩きがしやすくなる。

よくある質問
2

幼い子どもや高齢者でも、ゆるかかと歩きはできますか？

私の治療院では、小学校低学年のお子さんや、80歳を超えたご高齢の方でも、実際にゆるかかと歩きを習得しています。杖をついている方や、パーキンソン症候群を患っている方も、少しずつですがゆるかかと歩きを身につけています。

なので、**基本的にはどなたでもできる**と言えるでしょう。

ただ、お子さんの場合、課題となるのは「ゆるかかと歩きを習得したい」と思ってもらえるかどうか、です。

幼い場合、間違った歩き方でも長い年月その歩き方をしてきたわけではないので、ゆるかかと歩きに修正する違和感は大人よりも少なくなります。

しかし、毎日の歩き方を変えなくてはならないため、無理やりやらせたり、教えられたときだけやっていても、なかなか身につきません。

つまり、「その歩き方にしたい」「その歩き方をしよう」と思わせること、いわゆる動機付けしてあげることが重要です。

治療院では実際に痛みがあれば「この歩き方にすれば痛くなくなるよ」と教えます。

他にも、「この歩き方にすれば、サッカーが上手くなるよ」「足がきれいになるよ」などと動機付けに注意を払うと熱心に取り組むようになります。

ゆるかかと歩きをしたいと思って実践してもらえれば、お子さんは吸収が早いので、ぐんぐん上手くなります。

ご高齢の方の場合は、お子さんとは違い、これまでの歩き方の癖が長年定着しているため、癖を直す難しさがあります。また、年とともに体は自由に動かなくなっているため、それでも粘り強く取り組めるかどうかが問われるでしょう。

しかし、**ゆるかかと歩きをしてみると痛みや症状の改善を実感できるので、それが皆さんが頑張る大きな原動力になっている**ようです。

できるようになった先にある「健康な体」をイメージして、頑張りましょう。

よくある質問
3

ゆるかかと歩きでも、大股で歩いたり早歩きはできますか？

大股で歩いたり早歩きをすると健康そうで、体にも良いと思っている方が多いことから、このような質問をよく受けます。

結論からお話しすると、慣れればある程度の大股やある程度スピードを上げて歩くことは可能です。

しかし、そもそもゆるかかと歩きは「歩き方」であって「走り方」ではありません。スピードを上げようと思えば思うほど、少しずつではありますが、走るのに近いフォーム・近い動きになっていきます。すると、ゆるかかと歩きのフォームが崩れてしまいます。

ある一定のスピード以上を出そうと思えば、そもそもどんな「歩き方」でも、フォームを崩さないのは難しいということになります。

歩幅は、「小さいのが良い」「大きいのが良い」などはなく、その方の身長や足の長さに合った「適幅」があります。

それを超えて大股で歩くと、その分、身体に負担がかかるのは当然です。

また、大股にしたりスピードを上げることによって「カロリー消費を上げる」ことは、その分、体へ負荷をかけることにつながります。

早歩きや大股歩きなどで歩き方を崩してまでカロリー消費を上げるよりは、歩き方は歩き方として、負担のない自然なゆるかかと歩きを習得し、カロリーは「ジョギング」などで消費するほうが、歩き方を崩さないためには良いと言えるでしょう。

よくある質問 4

生まれつきの外反母趾や事故によるひざの痛みなどにも効きますか？

確かに外反母趾は、遺伝的な要因により、なってしまう場合もあります。

しかし、100%生まれつきの外反母趾は、ほとんどありません。

外反母趾が幼い頃から、ずっと同じ状態のままという方はそれほど多くなく、程度がひどくなったり、痛みが増してしまった方が多いのが、その証拠です。

間違った足の使い方が、外反母趾をさらに悪化させてしまっているのです。

生まれつきの部分に関しては歩き方での改善は難しいでしょう。

しかし、その後、生活習慣や使い方で後天的に悪化させてしまった部分に対しては、十分改善できます。

実際に私は、これまで1000人以上の外反母趾の方に歩行指導をしてきましたが、全く改善しないという方は、ほとんどいらっしゃいませんでした。

痛みに関しては、ほぼ全員の方が改善しています。

これは、事故によるひざの痛みなどにも同じことが言えます。

事故後、慢性の症状・痛みがある場合、それが事故だけの影響ということは、ありません。

事故後の体の使い方・歩き方の変化によって、症状や痛みが悪化しているのです。

このようなことは、実はよく起こっていることです。

ゆるかかと歩きを取り入れることによって、足や体が正しい状態で動くことで、自然治癒力が存分に引き出され、症状自体が改善されるケースはよくあります。

よくある質問
5

ゆるかかと歩きをしても、足に痛みがあります。なぜでしょうか？

まず、外反母趾による痛みに関してはその発生メカニズム上、正しくゆるかかと歩きができれば、すぐに痛みはなくなるか、少なくとも痛みが軽減されます。

しかし、その他の痛みに関しては、程度によって、正しく歩けていてもすぐには改善しない場合もあります。

また、外傷などが発生原因の場合は、改善しないこともあります。

その場合は、医師に診てもらう必要があるでしょう。

当協会（一般社団法人ネイティブウォーキング協会）にご相談いただければ、ゆるかかと歩きにより改善の見込める症状かどうかを、お伝えすることができます。

協会ホームページ（http://native-walking.com）内の、お問い合わせフォームなどをご利用いただき、お気軽にご相談ください。

また、もう一つの可能性としては、**「正しいゆるかかと歩き」ができていないかもしれない**、ということです。

シンプルな歩き方ではあるものの、ご自身のこれまでの癖などにより、意外に正しくできていないケースはよくあります。

その場合は、再度、chapter 3にあるチェックリスト（101ページ）を使い、ゆるかかと歩きができているか、細かくチェックしてみてください。

スマートフォンなどを使い、ご自分の歩き方を撮影して見てみると、できていない部分がよりよくわかります。ぜひ試してみてください。

おわりに

私は学生時代のケガで夢をあきらめたことから、
ケガや痛みでやりたいことをあきらめたり、夢を追えなくなる、
そんな人を1人でも減らしたいという思いを抱き、
37歳で治療家という仕事に就きました。
暗い顔でお越しになった方のつらかった痛みがなくなり、
体が良くなり、結果、仕事を続けられる、趣味を始められる、
明日が来るのが楽しみになる……。
そのように回復していく人たちを見ながら、
できるだけ長く良い状態が続きますように。
できるだけ再発しませんように。
そのような思いから、歩き方の研究に取り組み、ゆるかかと歩きにたどり着きました。
今、ゆるかかと歩きを身につけたたくさんの方々に、

「この歩き方に出会えてよかったです」

「目からうろこです」

「この歩き方が早く広まればいいのに」

と、言っていただけるたび、もっともっとこの素晴らしい歩き方を
多くの方に身につけていただきたいと、強く思います。

これまでの慣れた歩き方から、新しい歩き方を手に入れるのは、
思った以上に大変かもしれません。
上手くできず、その場ですぐに効果を感じられない方もいらっしゃるでしょう。
でも、少しずつでいいので、あきらめずに続けてみてください。
その頑張りは、私が見てきた多くの患者さんと同じように、
遠くない未来に必ず、あなたの体にうれしい変化をもたらすことでしょう。

中島 武志

「ゆるかかと歩き」施術院一覧

※2022年6月現在

以下のサイトで施術院一覧を
ご覧になれます。

足脚改善ナビ

https://native-walking.com/clinic/

QRコードはこちら

著者紹介

中島武志（なかじま・たけし）

歩行指導専門家、一般社団法人ネイティブウォーキング協会代表、コンディショニングセンター新大阪センター長、ボディケアトレーナー
患者の足の症状を根本から解決するために、足の医療の先進国アメリカの足病医学を研究、膨大な数の治療や歩行指導のデータを収集して、足の構造上理にかなった、歩き方改善のオリジナルメソッド「ゆるかかと歩き」を開発する。これまで、1800人超（2019年7月現在）の足の症状を改善へと導いてきた。現在では治療実績を頼りに、近畿圏一円はもちろん沖縄や高知、島根などからも患者が来院。2017年末からは、他の治療家からの要請により、東京や福岡、静岡、岡山など全国の治療家にゆるかかと歩きのノウハウを公開、指導している。

●コンディショニングセンター新大阪
大阪府大阪市淀川区西中島3-20-8
新和ビル2F
電話：06-6195-4100

●外反母趾情報サイト
「外反母趾を治す！」

●ネイティブウォーキング協会公式LINE
にご登録いただくと、ゆるかかと歩きの最新ヒント動画が一部無料視聴できます。

監修者紹介

佐々木政幸（ささき・まさゆき）

日本整形外科学会認定　整形外科専門医、NPO法人　腰痛・膝痛チーム医療研究所　副理事長
1996年、慶應義塾大学医学部整形外科学教室入局。済生会宇都宮病院、国立療養所村山病院（現・村山医療センター）、東京都保健医療公社大久保病院などに勤務した後、2010年、久我山整形外科ペインクリニックを開院。一人ひとりにあった丁寧な治療で、患者のQuality of Lifeをできるかぎり向上させることに取り組んでいる。腰痛、ひざの痛み、肩こり、手足のしびれ・しこり、骨粗しょう症などに悩む患者から、厚い信頼を得ている。

足《あし》・腰《こし》・ひざの痛《いた》みが消《き》える
ゆるかかと歩《ある》き

〈検印省略〉

2019年　9月　20日　第1刷発行
2025年　3月　21日　第7刷発行

著　者——中島 武志（なかじま・たけし）
監修者——佐々木 政幸（ささき・まさゆき）
発行者——田賀井 弘毅

発行所——株式会社あさ出版
〒171-0022　東京都豊島区南池袋2-9-9 第一池袋ホワイトビル 6F
電　話　03（3983）3225（販売）
　　　　03（3983）3227（編集）
F A X　03（3983）3226
U R L　http://www.asa21.com/
E-mail　info@asa21.com
印刷・製本（株）光邦

note　http://note.com/asapublishing/
facebook　http://www.facebook.com/asapublishing
X　https://x.com/asapublishing

ISBN978-4-86667-158-1 C2077